推薦の言葉

私の父は25年間も脊柱側弯症と闘ってきました。痛みがひどくなり、つい
に最後の選択である手術を考えるようになりました。手術に伴うリスクの
大きさを知って、私は脊柱側弯症について調べました。ケビン・ラウ博士に
よって書かれたこの本に出会ったのはそんなときでした。この食事療法を
家族全員で取り入れて6ヶ月になります。今、父の脊椎が良い状態になりま
したことを喜しく報告します。以上に増して、家族全員がその体重を減らし
たこと、そして、これまでで最も健康な状態を維持しています！

— ジェニー

私が5歳の時、母親が私の歩き方がおかしいことに気付き、小児科に連れ
て行きました。もう1人の医師による診察があった後、小児科医は私が脊柱
側弯症であると診断を下しました。装具を着用し、しばらくは脊柱がまっす
ぐになっているようでした。それでも、時間が経つとカーブが戻ってしまう
のです。母と私は、あらゆることを試しましたが、無駄でした。友人が母にケ
ビン・ラウ博士の著書、側弯症を矯正する素晴らしい脊柱側弯症プログラ
ムを紹介してくれました。そして、母は直ぐに購入しました。私は、少し懐疑
的でしたが、「何も失うものは無いではないか」と思い留まりました。

先月、医師は私の脊椎の状態が良くなっていること伝えました。そして今、
私には腹筋もでき、元の状態に戻ることは無いとだけ言っておきましょう！

— サム、サバイバー

本書には、3つの代謝タイプについて詳しい情報が載っており、それぞれ
のタイプに合わせた食事がデザインされています。ところで、レシピが素晴
らしいことを書いたかしら？人生で最も素晴らしい食事の旅を期待できま
す！

— サミー、料理愛好家

ショッピングリスト付きの料理本を購入した事がありますか？しかも、リス
トには、スパイスの貯蔵方法やそれぞれの利点が書いてあるのです。この
本は、料理本の最高穂です！

— ザイン、崇拝者！

あなたの
脊柱側弯症
治療

クックブック

健康な脊柱のために
自分に合った食事を!

著者
ケビン・ラウ

ケビン・ラウ 博士
302 オーチャードロード #06-03
トングビル (ロレックスセンター)
シンガポール 238862

本書に関連するエクササイズDVD、オーディオブック、iPhone、iPad、
アンドロイド向けアプリ「スコリオトラック」等への
お問い合わせ先:

www.HIYH.info
www.ScolioTrack.com

Printed in the United States of America

ISBN: 9789810925314

免責事項

本書に含まれる情報は教育目的におけるものです。疾病の診断、治療を目
的としてはおらず、医師等による専門家の医療アドバイス、処置、治療を代
行するものではありません。本書の内容の適用により起こるいかなる損害
も、読者ご自身の責任となります。著者および出版者は本書の内容を適用
することで起こる損害、もしくは本書の内容の適用が原因と疑われるいか
なる損害、損失に一切の責任を負いません。健康状態に問題がある、もし
くは疑いがある場合は、本書の情報を適応する前に、医師または資格を有
する医療従事者に相談されることを強くお勧めします。

目次

謝辞 9

はじめに 11

第1部 – パレオ・タイピング

パレオ・タイピングとは 17

代謝タイプ　自己診断テスト 18

脊柱に必要な栄養素 57

私流パレオ・タイピングのアドバイス 59

パレオ・タイピング・キッチン 71

料理の知恵 79

第2部 – 側弯症のための料理法 - レシピ

サラダ

1. ホタテ貝のサマーサラダ 88
2. エビとアボガドのサラダ 89
3. 魚介サラダ　アボガドとベーコン添え ... 90
4. クランベリー・ツナサラダ 91
5. タヒニ・チキンのサラダ 92
6. 桃とチキンのサラダ 93
7. ベーコンとブロッコリーのサラダ 94
8. チミチュリ・ステーキのサラダ 95
9. ボークサラダ　デーツビネグレットソース 96
10. エッグベネディクト・サラダ 97
11. ベーコンエッグのサラダ 98
12. ブルーベリーサラダ　ベリービネグレットソース 99
13. ケールとアボガドのサラダ ヘーゼルナッツ和え ...100
14. ナスとフェンネルのサラダ 101
15. スパイシーな海藻サラダ 102
16. エーゲ海サラダ 103
17. ざく切りガーデンサラダ 104
18. ナスのクリームのサラダ 105
19. フランス風ブランチサラダ 106
20. ギリシャ風キュウリ 107
21. グリルドラタトゥイユ・サラダ 108

スープ

1. タイ風野菜スープ 110
2. ザワークラウトとソーセージのクリームスープ 111
3. ポーチドエッグ入り味噌汁 112
4. 鶏足と栗のスープ 113
5. ココナッツミルクのチキンスープ 114
6. 落し玉子のチキンスープ 115
7. 魚介のココナッツカレースープ 116
8. トマト味の魚介スープ 117
9. メキシコ風チキンスープ 118
10. 豚肉とトマトのスープ 119
11. ミートボール入りミネステローネ 120
12. ギリシャ風卵とレモンのスープ 121
13. マッシュルームのクリームスープ 122
14. アーティチョーク & アスパラガスのスープ 123
15. 基本の野菜スープ 124
16. ブレンド野菜のブロッコリースープ 125
17. アボガドのクリームスープ 126
18. 素早くできるフレンチオニオンスープ 127
19. ガスパッチョ 128

肉

1. ビーフ・キャセロールシチュー 130
2. 朝食のハンバーグ 131
3. 金糸瓜のビーフラグーソース 132
4. 牛バラの柱候醤ソース 133
5. 牛/豚のスターフライ 黒胡椒味 134
6. 豚肉と芽キャベツの炒め物 135
7. 豚肉のご飯無しチャーハン 136
8. スパイスポークと人参のグリル 137
9. 豚肉と蕪のハッシュ 138
10. 四川ナス 139
11. ラム肉のギリシャ風サラダ 140
12. ビーフと野菜のビビンバ風 141
13. 鹿肉のシチュー 142
14. ビーフミートボール マッシュルームソース 143
15. ビーフ・スターフライ 144

16. ハーブ風味のステーキ 145

17. ハーブレモンのラムチョップ 146

18. わさびバッファローバーグ 147

鶏・家禽

1. クロックポットのターキーシチュー 150

2. パリパリチキンサラダ/キャsロール 151

3. 基本のローストチキン 152

4. クラシック・カーネルBBQチキン 153

5. チキン・ピカタ 154

6. チキン・スター・フライ 155

7. ケフィア入りマッシュルームオムレr 156

8. オレンジ・オリーブ・チキン 157

9. 卵とリークのバター炒め 158

10. フェンネルとオリーブのオムレツ 159

11. 朝食ブリート 160

12. カリフラワーの「アロス・コン・ポーヨ」 161

13. チリ＆ガーリックチキンの串焼き 162

14. チキンラーブガイ 163

15. チキンのヘーゼルナッツシュニッツェル 164

16. チキンサティ チリ＆コチアンダー風味 165

17. カリビアン風焼き鳥 166

18. 簡単ターキー・カツレツ 167

19. チキンのグリル・シーザー風 168

20. ローストターキーのトマティーヨサラダ 169

21. タラゴン・ターキー・バーガー 170

22. 基本のスタッフドエッグ 171

23. パイなしキッシュ 172

24. アーティチョーク入り卵サラダ 173

魚介類

1. 白身魚のマカデミアサラダ 176

2. 鮭のココナッツクリームソース添え 177

3. 鮭/ヒラメの蒲焼き 178

4. スモークサーモンと卵とアスパラのクレープ 179

5. エビカレー 180

6. エビとアボガドの熱帯風 181

7. ヒラメのバターソース 182
8. ヒラメのチョリソー＆アーモンド衣焼き 183
9. イワシのグリル タラゴン・ドレッシング 184
10. フィッシュタコス シトラス・ドレッシング 185
11. カレイのアーモンド衣焼き 186
12. 鮭のアーモンド衣焼き 187
13. スズキのレモン＆ケッパー焼き 188
14. チポトレ・ライム・サーモン 189
15. 生魚のタルタル 190
16. 生魚のセビチェ 191

スナック

1. ケフィア・パフェ 194
2. スパイ・スナッツ 195
3. ベルギーエンダイブ クルミと蜂蜜ソース 196
4. 人参のクミンロースト 197
5. のりチップス セサミガーリック味 198
6. ベリーのココナッツクリーム添え 199
7. カシューナッツの「ハムス」 200
8. スパイシーアーモンド 201
9. カリフラワーのスナック 202
10. ズッキーニのミートボール 203
11. フィッシュボール 204
12. 紫イモとアスパラのチップス 205
13. お野菜チップス 206
14. おしゃれなジンジャーナッツ 207
15. 野菜の皮のスナック 208
16. ナッツクリーム 209
17. 簡単ハルバ 210

買物リスト: タンパク質タイプ 211
買物リスト: 炭水化物タイプ 212
おわりに 213

謝辞

この素晴らしいクックブックを作製するにあたり、編集者、表紙デザイナー、レイアウトデザイナーの皆さんからの助言、助力に感謝致します。カイロプラクターという仕事を通して、私は脊柱側弯症と共に意義のある人生を送るために熱心にしかも文字通り骨の折れる様な努力をされている患者さんと多数知り合うことができました。自然を突き詰めると、重い疾患への新しい治療方法を見出すこともできます。栄養や食事は、脊柱側弯症の症状改善に対して、予想もできない程大きな力を持っており、あなたを症状から解放してくれます。

私は、脊柱側弯症に立ち向かっている驚くべき強さを持つ素晴らしい人々のすべてにこのクックブックを捧げます。本書の助けで、皆さんの痛みや不快感が最大限に和らげられることを心からお祈り申し上げます。

心をこめて

Dr. Kevin Lau

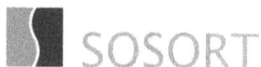

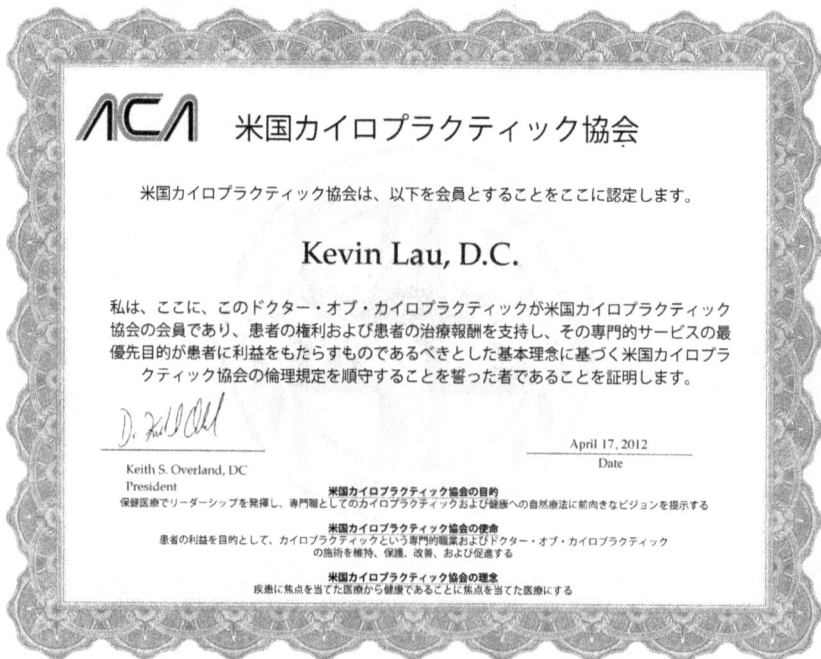

ケビン・ラウ博士は、オーストラリア、メルボルンのRMIT大学でカイロプラクティックの博士号を、米国のクレイトン大学、自然医療学部でホリスティック栄養学の修士号を修得しました。また、脊椎の保存的治療において先進的な国際学会である脊柱側弯外科 および リハビリテーション治療学会(SOSORT)の会員でもあります。

はじめに

カイロプラクター、栄養士、著者そして開発者として、私は常に情熱を持って人生を駆け抜けています！どうしてそんなにエネルギッシュでいられるのか・・・考えてみてください！

私が1年中、身体と心を最高の状態に保てる秘訣は何だと思いますか？私自身、身体を健康に保つ方法を見出すまで時間が掛りました。これまでの著書でも書きましたが、若い頃ファーストフードで働いた時期があります。ジャンクフードに囲まれて、バーガーやミルクシェイク、そして大量のソーダ類を1日中飲み食いしていました。

身体は細身を保っていましたが、健康状態は悪くなっていました。ニキビだらけになり、電池切れのようにいつも疲れていました。何をするにもエネルギーが無い状態でした。

ですが、直ぐにこの状態が食事から来るものであることを学びました。この時から私は、360度完全に食事を変える必要があることに気付きました。

今、私はエネルギーがあり、人生の中で最も良い状態です。そうです、エナジャイザー・バニーも私にはかないません！

パレオ・ダイエットは、最も健康で病気と無縁であった旧石器時代の古代人の食事をまねた現代版の栄養食事プランです。私は、この食事方法をさらに自分の代謝タイプに合わせて、その効果を最大限

に享受しています。遠い先祖の食事の秘訣を知ることは、とても面白く、食べ物を発見する彼らの本能に啓発されるものです。

パレオ・ダイエットのレシピは、あなたの味覚をほどよく刺激することでしょう。

腕の良いシェフは、常に料理に多くの思いをこめます。ですから、私は、このクックブックに以下を籠めたいと思います。

本書には、115の魅力的なレシピがあります。各レシピには、3つの代謝タイプ別に材料を載せています。

ですから、本書のレシピは、あなた自身の代謝タイプに合せることができ、結果的に遺伝子や脊椎変形の具合に合せた回復効果のある栄養を撮ることが出来るようになっています。

私は、ちょうどあなたと同じ多くの脊柱側弯症患者さんを診ています。そして、1つ心に留めておいて欲しいことは、脊柱側弯症が人生の終わりでないことです。もし、この食事法を取り入れ、他の私の著書で紹介しているエクササイズや医療器具などと組み合わせて、ホリスティックな治療を試みるなら、脊柱のアライメントに大きな改善が見られるでしょう。

パレオ・ダイエットを取り入れることは、砂糖、加工食品、穀類といったすべての「悪い食品群」とさよならをすることを意味します。また、つまり魚、鶏肉、肉類、フルーツ、ナッツ、野菜などのより健康的な食品群を積極的に取り入れることを意味します。カルシウムを枯渇させ難く、強く健康な骨を作り、筋肉の低下を予防するアルカリ性が基本となる食事です。本書には、このアルカリ性レシピが満載です。例をあげると、免疫を強化し、エネルギーレベルを向上、腸管の微生物叢を活性化するバクテリアを増やす作用を持つ発酵野菜やプロバイオティック食品を使ったレシピを数多く載せています。

「苦労なくして得るものなし」という言葉をよくご存じとは思いますが、このレシピを取り入れると、いわゆる「好物」をあきらめなければいけなくなるでしょう。しかし、より大切なものを得ることができることを請け合います。それは、1年を通して健康な心と身体です。ちょうど私の今の状態がそうであるように。

このクックブックの賢い調理方法では、調理中に重要な栄養素を失わない知恵を紹介しています。これらは、あなた自身の中にあるマスターシェフを引き出し、延いてはあなたの料理技術を最高なものにしてくれるでしょう。そして、この知恵は、代々伝えられていくかもしれませんよ。ちょうど家宝や歴史の様に・・・

本書のレシピは、食欲をそそり、身体と精神そしてライフスタイルを補う栄養価の高い料理プランを立てるお手伝いをします。何よりも、このレシピの多くは、素早く、簡単に調理でき、忙しいあなたにもぴったりです！

それでは、晩餐にご招待いただけますでしょうか？

第１部

パレオタイピング

第1章

パレオタイピングとは

簡単に説明すると、パレオ・タイピングとは従来のパレオ・ダイエットと代謝タイピング・ダイエットが上手く調和したものです。

パレオ・ダイエットは、旧石器時代の食習慣、つまり主に野生の動植物を摂る食生活をまねたものです。パレオ・ダイエットは、我々の祖先が身体の持つ素晴らしい能力、身体を調整能力、自己治癒能力を如何によく理解していたかを説明しています。彼らは、自然界で食べられるものを食べ、身体がそれに順応して来たのです。その結果、消化と吸収に最小限のエネルギーを使いながら最大限の自己治癒効果を引き出し、最適な健康状態を保っていたのです。

このダイエットの第2のポイントは、自身の代謝タイプに合致した食品を見つけることです。人は、皆それぞれに異なる代謝能力を持っています。代謝タイピングは、内面で身体がどのように機能するのか、また身体のシステムがどの様に食品をプロセスし、栄養を吸収するのかを決定します。ご存じのように、ある人に適した栄養素が他人には適さず、またある人には有害でさえもあることもあります。

ですから、パレオ・ダイエットに個人の代謝タイプに特化させると、最適なダイエットになるのです。私は、これを「パレオ・タイピング」と称しています。

カイロプラクターとして、そして栄養士として、私は、あなたの身体的、精神的苦痛や不快がよく理解できます。長年に渡り、栄養と治療を簡素化しようと試みてきましたが、結局、健康に関しては、型にはまったアプローチができないのです。患者も読者も含めて皆さんが、根底のところで、身体の食品への反応に調和していくことを学ぶ必要があり、代謝タイピングがその助けとなるのです。ですから私は、脊柱のカーブ矯正に効果があり、非侵襲的でホリスティックな食事療法を研究してきました。これが、私がこのクックブックを執筆し、パレオ・タイピング・ダイエットを紹介する大きな理由です。

代謝タイプ 自己診断テスト

はじめに

『自然療法による脊柱側弯症予防と治療法』にある代謝タイプテスト（MTテスト）は非常にベーシックです。ここでは、ビル・ウォルコット氏の著書『Metabolic Typing book：代謝タイピングブック』で初めて紹介された完全版の代謝タイプテストを使っています。

人はそれぞれに異なり、そのためにユニークであります。皆さんは、私達が身体面、感情面そして精神面でそれぞれに異なることをよくご存じだと思います。ですが、食物の消化吸収や体内の機能が個人で異なることに気付いていないことでしょう。これこそが、人がそれぞれに異なる食事をするべき主な理由なのです。

面白いことに、古代ギリシャや古代ローマの有名なことわざ「甲の薬は乙の毒」にもあるように、代謝タイピングは、何も新しいものではありません。

車で言えば、ガソリン車にディーゼルを給油できますか?あなたの身体にも同じことが言えるのです。あなたが摂った食物は、遺伝的に必要な栄養を満たし、身体を車のように効率良く動かすのか、反対に身体を混乱に導き、常に病気がちで疲労感があるなど、いわゆる調子が悪い状態に陥れるかです。

他の誰かに必要な栄養素ではなく、あなたが本当に必要とする栄養素を摂取する、これが代謝タイピングの基礎です。

ウイリアム・ウォルコット氏と近代の栄養学研究者達は、3種類の代謝タイプ、つまり**タンパク質タイプ**、**炭水化物タイプ**、そして**混合タイプ**があるという結論に達しました。それでは、各タイプをそれぞれ簡単に紹介していきましょう。

タンパク質タイプの人は、鶏もも肉、ラム、牛肉、鮭、モツなどの高密度で、"プリン体"を多く含むタンパク質をより多く摂取する必要があります。また、砂糖やイモ類、精製穀類など高糖質の炭水化物に対しては、摂取量を制限する必要があります。

代わりに、全粒粉やアスパラガス、インゲン、カリフラワー、ほうれん草、セロリ、キノコ類などの低糖質の野菜類に重点を置きます。タンパク質タイプの人は、血糖値の病気を起こしやすいことから、果物の摂取量も制限する必要があり、アボガドやココナッツ、グリーンオリーブ、青リンゴ、洋ナシを積極的に摂るようにします。

そしてこのタイプの人は、間食の回数を多くし、アルコール類の摂取は避けるべきです。

他方、炭水化物タイプの人は、タンパク質が少ない(つまり、プリン体が少ない)食品や、鶏肉、魚、野菜類などの低脂肪の食品を積極的に摂る必要があります。このタイプ(炭水化物タイプ)の人はまた、デンプン(スターチ)を上手く代謝できます。このタイプの人は、ですから、穀類やマメ科植物などのデンプン質の多い食品でも代謝に問題はありませんが、適量を摂ることが大切です。

炭水化物タイプの人は、果物はすべて問題なく摂ることができますが、中でもイチゴ、ベリー類、柑橘類は特に良い食品です。

混合タイプは、タンパク質タイプの食事と炭水化物タイプの食事を等分に取り混ぜた食事が適しています。

代謝バランスが整うと、今までは不可能と思われたほど高いエネルギーが自然と満ちあふれてきます。

さあ、代謝タイピングの自己診断テストを実施して、正しい食事で身体に栄養を与え、体を最高の状態にしましょう。

また、代謝タイピングをより深く理解するためにも、私の著書『自然療法による脊柱側湾症予防と治療法』も是非お読み下さい。

テスト方法

以下の質問で、選択肢（A、B、C）から最も良く当てはまるものを選んで丸で囲んでください。

選択肢のいずれにも全く当てはまらない場合は、その質問には答えず次の質問に移ってください。

中には正確に当てはまる選択肢がない場合があります。選択肢の文章がぴたりと当てはまらなくても問題ありません。あなたの傾向を比較的良く表現している選択肢を選んでください。

このテストが、一般的な代謝パターン、または代謝の傾向の分析であることに留意ください。質問または回答の一字一句にこだわる必要はありません。過去の状態や理想像、またはどうあるべきかではなく、現在のあなたの状態を答えてください。出来るだけよく考え、正直に答えるようにしてください。また、回答には正しい答えや間違った答えはありません。

答えが分からなくて驚かれる質問もあることでしょう。例えば、特定の食品もしくは食品の組み合わせへの反応を即座に答えられないこともあるでしょう。こういった場合は、質問にある食品への反応が分かるまで、自己診断テストを一旦中止してください。

質問やテストを難しく考える必要はありませんが、正確さは大切です。ですから、急いで実施するのではなく、ゆっくりと時間を掛けてください。

テストは、結果を比較するために何回も、またいつ実施しても良いことを覚えておいてください。生体の化学反応が変化していることを確かめるためにも定期的に実施したいと思われるかもしれません。これは当然のことですし、定期的にテストすることが期待されてもいるのです。

1. 怒りといらつき

人は、時により「明らかな理由で」怒ります。しかし、怒りやイライラ感が頻繁に、または毎日ある人もいます。そして、こういった症状が、何かを食べたからなのか、食べなかったからなのかに影響されることがあります。食品が理由で、怒りやイライラ感に影響を受けた経験がない場合は、この質問を飛ばしてください。

A. 怒りを感じている時に、肉や脂質の多い食品を摂るとより悪化する

B. 食品に関係なく、食事を摂ると怒りが鎮まることがある

C. 肉などの油の多い食品を摂ると、怒りやイライラ感が鎮まることがよくある

2. 不安感

不安感や恐れ、心配をよく感じる人もいます。多くの場合、ある種の食品を摂ることで、これらの感情がより強くなったり弱くなったりします。特定の食品が理由で不安感が怒ったり鎮まったりした経験がない場合、この質問を飛ばしてください。

不安を感じた時：

A. 果物や野菜を摂ると落ち着く

B. 食品に関わらず、何か食べると不安が解消する

C. 脂肪分の多い重い食事をすると気持ちが改善し、不安が落ち着く

ページ合計

A = _____　　　B = _____　　　C = _____

3. 最も適した朝食

「朝食が最も大切な食事である」と考える人もいます。代謝の面から考えると、これは事実ではありません。事実、食事ではいつも、何を食べるかが重要なのです。それは、体内の機能する力が、"代謝エンジン"に与える燃料に依存するからです。あなたに活力と健康、最高のパフォーマンスを与え、さらに空腹をより長時間満たしてくれる朝食はどんな朝食ですか?

A. 朝食を抜く、または果物などの軽い物と/または、トーストかシリアルと/または、ミルクかヨーグルト

B. 卵とトースト、フルーツ

C. 卵、ベーコンまたはソーセージ、ハッシュブラウン、トーストまたはステーキと卵のような重い食事

4. 食事の好み

あなたの誕生日だと思ってください。つまり、食事の規則や健康的な食事への考えを捨ててください。自由に大好きな物を食べ、楽しい時間を過ごす計画があるとします。今夜、贅沢なブッフェ形式の食事に出かけるとすると、何を食べますか?

A. チキンやターキー、魚、サラダ、野菜類の軽い物を選び、いろいろなデザートを試す

B. 選択肢のAとCを組み合わせた食事を選ぶ

C. 脂質の多い、重い食事を選ぶ。ローストビーフやビーフストロガノフ、ポークチョップ、リブ、サーモンとポテトとグレービィそして野菜を少しか、またはビネグレットやブルーチーズのドレッシングをかけたサラダ、食後にチーズケーキ、またはデザートは取らない

ページ合計

A = _____   B = _____   C = _____

---

5. 気候

気候、気温、周囲の状況、これらすべては、人の健康感や活力、生産性、そしてムードに大きな影響を与えます。暑さに強い人もいますが、弱い人もいます。寒くなると元気になる人もいますし、「冬ごもり」や避寒地に行く人もいます。また、気温や気候にあまり影響を受けない人もいます。気温があなたやあなたの生活に与える影響を最も良く表わしている選択肢を選んでください。

A. 温暖または暑い気候の時に最も調子が良い。寒さは苦手だ

B. 気温にあまり影響されない。暑くても、寒くても上手く適応できる

C. 涼しいまたは寒い時に最も調子が良い。暑さは苦手だ

6. 胸痛

代謝タイプによっては、正常な状態で「胸痛」、胸部に部分的な圧迫感を感じる人がいます。胸部に重みを乗せられたような感じがよく起こり、息切れを感じる状態です。

C. よく胸痛を感じる、または胸部の圧迫感がある

AとBの選択肢はありません。

ページ合計

A = _____   B = _____   C = _____

7. コーヒー

コーヒーは、栽培が始まった頃は適切な方法で焙煎され、間違った入れ方をしていませんでした。代謝タイプによっては、コーヒーを摂取してもかまいません。もちろん適度にです。たとえ水でも度を過ぎると良くありませんし、特にコーヒーは、人によって影響が異なります。通常、コーヒーがどの様にあなたに作用するかを回答してください。

A. （飲み過ぎない限り）コーヒーを飲んでも特に問題ない

B. 飲でも問題はないし、飲まなくても特に変化はない

C. コーヒーはあまり合わない。コーヒーは、イライラ感や興奮を引き起こすか、神経質、ハイテンションになる、または吐き気や震え、空腹を感じさせる

8. 朝食時の食欲

食欲は、腹ぺこで死にそうな感覚から、通常の食欲、ほとんど食欲を感じない人など、人により大きく異なります。もちろん、あなたの食欲も日により程度が異なるのですが、ここでの質問は、全体的な食欲の傾向についてです。「通常の」食欲とは、何時もの食事時間（朝、昼そして夕方）に空腹感で、特別な時の食欲を全く感じない、空き過ぎるなどの両極端ではない時のことです。

いつもの朝の食欲は：

A. 弱い、あまりない、または全くない

B. 通常。ひどく空腹に感じることや、あまり食欲がないということはない

C. 明らかに強い空腹感、もしくは通常以上の食欲がある

ページ合計

A = _____   B = _____   C = _____

---

9. 昼食時の食欲

多くの人は、朝食と昼食、そして夕食で食欲が異なります。1日を通してほぼ同じ程度の食欲がある人もいます。下からあなたの一般的な食欲の*傾向*、いつもの食欲に最も良く当てはまる選択肢を選んで丸を付けてください。

昼食時の食欲は、いつも：

A. あまりない、弱い、または食欲がない

B. 通常。強い食欲でも弱い食欲でもない

C. 非常に強い食欲、もしくは通常以上の食欲がある

10. 夕食時の食欲

多くの人は、夕食時に最も強い食欲を感じます。また、全く逆の人もいます。1日のうち、他の食事時間と比べて夕食時の食欲について回答下さい。いつもの夕食時の食欲を最も良く表現している選択肢を選んでください。

夕食時の食欲は、いつも：

A. あまりない、弱い、または食欲がない

B. 通常。強い食欲でも弱い食欲でもない

C. 非常に強い食欲、もしくは通常以上の食欲がある

ページ合計

A = _____   B = _____   C = _____

---

11. 集中力

集中力もしくは精神の集中を必要とする作業は、エネルギーをたくさん使い、十分な栄養を必要とします。さらに、頭が明瞭な状態で集中し続けるための軽い栄養素が必要になります。適切でない食事は、テンションを上げ、まとまりのない思考であふれかえります。そうでなければ、頭がぼんやりする、眠気を感じる、考えが浮かんだ途端に消えてしまうような事が起ります。
どんな食事があなたの集中力を低下させますか?

A. 肉と/または脂質を多く含む食品
B. 特に集中力を阻害する食品はない
C. 果物、野菜や穀類などの炭水化物

12. 咳

私達はよく、咳と病気の症状を一般的に関連づけて見ています。しかし、病気でもなく、自然な状態で毎日、軽い咳がよく出る人もいます。咳は、典型的な「空咳」で、通常短時間で消失します。夜または、食後に悪くなる傾向にあります。もし、あなたにこの症状がある場合Cを選択してください。

C. 毎日咳が出る傾向がある
AとBの選択肢はありません。

ページ合計

A = _____   B = _____   C = _____

13. 皮膚のひび割れ

人によっては、理由もなく皮膚がひび割れる症状が有る場合もあります。典型的に、これらは指先や足、特にかかとに起ります。時期に関係なく、一年中この症状が現れる可能性がありますが、やはり冬によく見られます。

C. 皮膚にひび割れができやすい

AとBの選択肢はありません。

14. 食べ物への強い欲求

特定の食品に強い欲求や嗜好がない人もいます。ですから、こういった傾向がある人のみ答えて下さい。糖質については、エネルギーが枯渇すると、甘い物のことを考えるなど、ほとんどの人が好むため、わざとリストから外してあります。糖質以外の強い欲求を持つ食品（嗜好品）を答えて下さい。

A. 野菜、果物、穀類系の食品（パン、シリアル、クラッカー）

C. 塩分と脂質が多い食品（ピーナッツ、チーズ、ポテトチップス、肉など）

Bの選択肢はありません。

15. フケ

フケは、頭皮の角質が落ちた物、または剥がれた皮膚で、乾燥した白いかさぶたのような形をしています。もし、フケが出来やすいなら、下の回答に丸をつけてください。

C. フケが出やすい

AとBの選択肢はありません。

ページ合計

A = _____   B = _____   C = _____

---

16. うつ症状

他の感情の問題と同じく、うつも多くの原因によって起ります。うつは、食べる物によって状態が緩和されたり、悪化したりすることが特によくあります。もし、あなたにうつ症状があるなら、食品との関係にも気が付くことでしょう。以下から適切な選択肢を選んでください。

A. 食後や脂質の多い食品を食べた後に気分が落ち込む気がする（果物や野菜を食べた後では気分の落ち込みが少し緩和される気がする）

C. 果物や野菜を食べた後により気分が落ち込む気がする（食後や脂質の多い食品を食べると気分の落ち込みが緩和される気がする）

Bの選択肢はありません。

17. デザート

私達は、6つの味覚の様々な組み合わせで食事を楽しみます：甘味、酸味、塩味、苦味、渋味、辛味です。

私達は、折に触れてこれら味の組み合わせを試します。これらの味は、健康を考える上で、とても良い役割をしています。例えば、甘い物を好きな人は多いですが、程度が異なりますし、欲しい量も異なります。食後のデザートに関して、あなたはいつもどう感じていますか？

A. 甘い物が大好きだ。そして/または、大抵、満腹感のために食事と一緒に何か甘い物が必要だ

B. 時々、デザートを摂るが、デザートが有っても、無くても問題ない

C. 甘いデザートは、あまり好きではない。その代わり、食後のスナックに脂肪分の多い物や塩気の多い物（チーズ、チップス、ポップコーンなど）を好む

ページ合計

A = _____   B = _____   C = _____

---

18. デザートの好み

あなたの大好きなデザートは何ですか？何をよくデザートとして選びますか？選択肢に特定の物がない場合、この中から選ばなくてはいけないとして、どのデザートにより魅力を感じますか？
注意：アイスクリームは、代謝タイプに関わらすほぼ皆さんがアイスクリームを好むことから、意図的にリストから外しています！

A. ケーキ、クッキー、フルーツパイ、キャンディ

B. 特に好みはありません。日により違う物を選ぶ

C. チーズケーキ、クリームの乗った洋菓子などの重く、脂質の多い物

19. 理想的な夕食

夕食に適切な食事を摂ると、エネルギーが満たされ、夕方から夜にかけての時間をずっとよい状態で過ごせます。反対に、代謝タイプに合わない食事をすると、疲れを感じ、無気力になります。夕飯には、どの様な食事をすると調子がよくなりますか？

A. 皮なしの鶏胸肉、米とサラダ、あるいはデザートを少しの様な軽い食事

B. ほとんどの食事

C. 明らかに、脂肪分の多い、重い食事

ページ合計

A = _____   B = _____   C = _____

20. 耳の色

この質問は、耳への血流に関する質問です。白人には、耳が明るい赤色をしている人がいます。また、一方で、明らかに白い人もいます。耳の色の濃淡は、有色人種にも見られます。あなたの耳の色に合った回答を選んでください。

A. 私の耳は、淡い色で、顔の肌より明るい色だ

B. 私の耳は、顔の肌と同じ色合いだ

C. 私の耳は、ピンクや赤色で、顔の肌色より濃い色だ

21. 就寝前に食事する（夜食）

就寝前に何か食べると、よく眠れる人もいますが、返ってよく眠れない人もいます。人によっては、それが食べた物による人もいます。また、何も食べない方が問題となる人もいます。この質問は、後者の方への質問です。

就寝前に何か食べると、

A. 眠れない、またはよく眠れなくなる

B. 特に違いはない。就寝前に食べても食べなくでも問題はない

C. 大抵、よく眠れるようになる

ページ合計

A = ＿＿＿＿＿＿   B = ＿＿＿＿＿＿   C = ＿＿＿＿＿＿

22. 就寝前に重い食事をする

就寝前に重い食事をした時の典型的な反応を答えてください。「重い食事」とは、肉、トリ肉、チーズのようなタンパク質や脂質を多く含む食事です。

A. 眠れなくなるか、眠り難くなる

B. 食べ過ぎない限り、問題はない

C. よく眠れるようになる

23. 就寝前に軽い食事をする

就寝前に軽い食事をした場合の一般的な反応を答えて下さい。「軽い食事」は、パンやトースト、シリアル、果物などの炭水化物です。また、場合によって、少量のミルクやヨーグルト、またはバターを加えてもよいです。

A. 就寝前の食事は、一般に調子を悪くするが、軽い食事であれば問題はない

B. 就寝前に食事をしても、しなくても問題はない

C. 軽い食事でも、食事をしないよりは良いが、重い食事の方が、調子を良くなる

ページ合計

A = _____   B = _____   C = _____

---

24. 就寝前に甘いものを食べる

人は、砂糖や甘いお菓子に様々な反応をします。就寝前に食べても特に問題もなく、全く眠れないまたは、よく眠れない等の問題が起こらない人もいます。一方で、甘い物が不眠を導き、熟睡できない、睡眠が妨げられる、さらにはもう一度眠るために何かを食べなくてはいけなくなる人もいます。

（カンジダ症もしくは低血糖や糖尿病と診断されている場合は、この質問をスキップして下さい。）

甘い物はあなたの眠りにどのような影響を与えますか？

A. 甘い物が睡眠を妨げることはない

B. 甘い物を食べると、睡眠が妨げられる時がある

C. 就寝前の甘い物は、睡眠に悪影響を与える

25. 頻回食事をする

1日に何回食事をしますか？この質問では、食べることへの必要性を答えて下さい。最大限のエネルギーや生産性を保つためにも、1日に3回以上食事が必要な人もいます。また、2回で十分な人もいます。健康で、生産性が高い状態であるために、あなたは1日に何回食べる必要がありますか？

A. 1日に2から3回の食事で、通常間食はしないか、軽いものを食べる

B. 1日に3回の食事で、通常、間食はしない

C. 1日に3回以上の食事と、大抵、間食にしっかりしたものを食べる

ページ合計

A = _____   B = _____   C = _____

---

26. 食習慣

代謝タイプにより食事への感じ方が異なります。食事にこだわる人もいます。こういった人は、よく食事について考えます。食事のかなり前から、何を食べるのか想像することもあります。食事の話が好きな場合も多く、特に何が好きか、嫌いか、美味しい食事をした時のこと、レストランについて好んで話をする傾向にあります。一方で、「生きるために食べる」人もいます。こういった人は、食べることが頭になく、食べ忘れることさえ有ります。こういった人は、食事を人生の快楽の1つと見なします。食事することも十分良くないのに、まして食事の話には興味も無く、時間の無駄と考えています。そういった人が、「生きるために食べる」タイプの人です。あなたの食事に対する考え方はどうですか？

A. 食事や食べることに関心がない。食事を忘れることもあり、食事についてあまり考えない。欲しいからではなく、必要があるので食事をする

B. 食事は好きだ。食べることも好きで、食事を抜く事はあまりないが、あらゆる意味で、食事が中心になることはない

C. 食事が大好きで、食べることが大好きだ。食事が生活の中心にある

27. 目の潤い

体のほとんどの機能と同じように、目の潤いは、バランスが崩れるまで、気がつきません。誰にでも目が異常に乾く、過剰に潤う、または涙が出ると感じる時があります。ですが、こういった状態が頻繁におこる人もいます。あなたの目の調子を最も良く表わしているのはどれですか？

A. 私の目は乾燥気味だ

B. どちらでもない

C. 私の目は、潤いが多い方だ。たまに涙が出ることもある

ページ合計

A = _____   B = _____   C = _____

---

28. 食事を抜く

代謝タイプによっては、食事を忘れていることに全く気がつかないタイプの人もいます。こういった人は、体が食事時間をはっきりと教えてくれないので、時計を見てとっくに食事時間が過ぎていたことに気がつきます。別の代謝タイプの人は、食事を抜くと調子を崩します。体が、確実に食事時間を知らせます。このタイプの人が食事を抜くと、生産性が劇的に落ちます。あなたが、4時間以上食事をしないか、完全に食事を摂り忘れると、どうなりますか?

A. 特に変わりはない。食事を忘れることがよくある

B. 最良の状態ではないが、実際的な問題はない

C. 調子が悪くなる。イライラして、神経質になり、弱く、疲労を感じる。また、エネルギーが低く、うつ状態になるなど、その他のネガティブな症状が現れる

29. 顔の色合い

顔の皮膚の厚みと血流のコンビネーションが様々な顔の色合いを作り出します。血流が増すと、顔の色はピンクや赤、鮮やかな赤、血色が良くなります。一方、血流が減ると、明らかに青白い顔色になります。あなたの顔の色合いは、どんな感じですか?

A. 明らかに青白い方だ

B. 平均的な顔色

C. 私は、明らかに濃い色(日焼けではなく)またはピンク、明るい赤色、血色の良い顔色をしている

ページ合計

A = _____   B = _____   C = _____

---

30. 顔の色つや

顔の皮膚が、単に明るい色合いの人もいます。こういう皮膚は、明らかに透明感があり、輝いて見えます。また、全く反対の人もいます。つまり、顔の皮膚が、明らかに青白いかチョークの様に白い、透明感がなく、曇った感じの人もいます。多くの人は、これらの中間です。あなたの顔の肌はどんな感じですか？

A. どちらかというと、曇った感じ、または青白い

B. 平均的

C. 明るく輝いており、透明感がある

31. 脂肪分の多い食事

最近よく言われている意見に反しますが、脂肪分の多い食品がすべての人に悪いわけではありません。実際、特定の代謝タイプには、有益です。あなたは、脂質の多い食品をどう感じますか？理想的にどう感じるべきか、を答えるのではありません。通常、脂質の多い食事がどれぐらい好きか、また嫌いかについて考えてください。

A. 脂肪分の多い食事はあまり好きではない

B. 適量であれば、問題はない

C. 大好きで、無性に欲しくなる。もし健康に良いなら、頻繁に食べるだろう

ページ合計

A = _____   B = _____   C = _____

---

32. 爪の厚み

爪には多くの特徴があります。サイズ、形、爪半月の有無や表面に筋があるのか、滑らかなのか等です。また、溝ができることや、カールすることもあります。この質問は、厚みだけに関した質問です。あなたの指の爪の厚みについて答えてください。

A. 厚くて、強く硬い爪だ

B. 標準的な厚みだと思う

C. 明らかに、薄く、そして/または、弱い爪だ

33. フルーツサラダの昼食

昼食に(大盛りの)フルーツサラダと少量のカッテージチーズ、またはヨーグルトを食べるとその後どの様に感じますか?

A. 十分満足だ。この食事は私に合っていて、夕食まで空腹を感じない

B. 調子は良いが、通常は夕食までに間食が必要になる

C. 調子が悪くなる。通常は眠気と疲れを感じ、ボーットする、落ち込む、不安感、イライラ感が起こる。そして/または結果として、空腹を感じる。明らかに夕食までに何か食べる必要がある

ページ合計

A = _____   B =_____   C =_____

34. 体重増加

自分の代謝タイプと異なる食事をすると、通常、食品が完全にエネルギーに変らず、脂肪となって体につきます。以下の選択肢の中でどれがあなたの体重増加傾向を最も良く表現していますか？

A. 肉や脂肪分の多い食事で体重が増える

B. 特に体重増加を導く食品はないが、食事を摂り過ぎて、運動を十分しないと体重が増える

C. 炭水化物（パン、パスタ、他の穀類、果物、そして/または野菜）を取り過ぎると体重が増える傾向にある

35. 嘔吐反応

吐き気を好きな人はいません。とは言え、誰にも嘔吐反応があります。中には、吐き気を起こしやすい人もいます。こういう人は、歯科医で、歯や舌を磨いている時や、食べているときなど頻繁に、そして簡単に吐き気を催します。他方、滅多に吐き気が起らない人もいます。吐き気を催した場合は、とても強く感じます。あなたの嘔吐反応について答えてください。

A. 滅多に吐き気は起こらないし、起りにくい

B. おそらく、通常の嘔吐反応だと思う

C. 吐き気を起こしやすく、そして/または吐き気をよく感じる

ページ合計

A = _____   B = _____   C = _____

---

36. 鳥肌

鳥肌は、神経が反応して起こります。寒さや恐怖、皮膚への軽い刺激に反応すると、鳥肌が腕や足に現れます。鳥肌が立ちやすい人、よく鳥肌が立つ人もいますが、鳥肌が全く出ないか、立つとしてもごく希な人もいます。あなたは、鳥肌が立ちやすいですか?

A. 鳥肌が良く立つ

B. たまに鳥肌が立つ

C. 鳥肌が立つことはないが、立つとしても希である

37. エネルギー補給

食事は、生きるための燃料です。色々な食事は、異なる代謝タイプの人にそれぞれ違ったエネルギー、もしくは元気を出させる効果を発揮します。健康に良い食品を食べることや、砂糖やコーヒーですぐにエネルギーレベルを上げられる事を多くの人は知っています。どの様な食事が一般に、あなたのエネルギーを上げますか?また、エネルギーを持続させてくれますか?

A. 果物やキャンディ、菓子パンがエネルギーの補給や維持に役立つ

B. どんな食事もエネルギーの補給と維持に役立つ

C. 肉や脂肪分の多い食事が エネルギーの補給になり、体を良い状態に保つ

ページ合計

A = _____   B = _____   C = _____

38. 脂肪分の多い食事への反応

脂質の多い食品が好きという事と、それに体がどう反応するかと言う事は違います。ここでは、脂肪に対するあなたの反応を知りましょう。この質問は、脂肪分の多い食品を摂った後に、自分がどう感じるのかであって、脂質の多い食品を良いと考えるかどうかではありません。脂質の多い食事へのあなたの反応を最も良く表わしている選択肢を選んで下さい。

A. 調子が悪くなり、元気が無くなるか、眠気が出る、または食べ過ぎや消化不良を起こす

B. 特に変化や反応はない

C. 調子が良くなり、気分も良くなります。元気になり、「良い食事をした」という満足感がある

39. 空腹感

空腹には、時折食事の事を考える程度から、空腹痛、さらには吐き気に至るまで、様々な症状があります。
空腹時の典型的な症状は何ですか？

A. 滅多に、空腹感やお腹が空いた感じがしない。または、とても弱い空腹感で、すぐに消えてしまうか、長時間食べずにいても問題がないか、食事を完全に忘れることもある

B. 食事時間や食事が遅くなった時に、通常の空腹感がある

C. 空腹感をよく感じる。定期的で頻回食べる必要があり、時に強い空腹感がある

ページ合計

A = _____   B = _____   C = _____

---

40. エネルギー消耗

あなたにとってどのような食事をすると、エネルギーレベルを上げる代わりに、エネルギーレベルを下げますか？

A. 肉や脂質の多い食事をすると、一般により疲れを感じ、エネルギーが低下する

B. 一般に、疲れを感じる食事は、特にない

C. 果物、甘い菓子パン、またはキャンディを食べると、調子が悪くなる。大抵は、食後すぐにエネルギーが上がり、その後急激に低下する

41. 虫刺され

蜂に刺されたり、蚊に食われたりするのを好きな人はいません。ですが、虫刺されの反応は人により本当に様々です。小さな反応や軽い反応で、アレルギー反応を起こさず後が直ぐに消える人から、痒みや痛み、発赤、腫れを引き起こし、消えるまでに時間がかかる人もいます。時には、皮膚の変色が何週間も残ります。あなたの体は、虫刺されにどのように反応しますか？

A. 虫刺されへの反応は、軽いか弱い方で、痕も直ぐに消える

B. 平均的な反応

C. 明らかに、強い反応。一般にひどい状態(平均的な腫れ、痛み、痒み、があり、傷や発赤ができる)よりも強い反応で、消えるまでに時間が掛る。また、皮膚の変色も残る

ページ合計

A = _____   B = _____   C = _____

42. 不眠

不眠にもいろいろな種類があります。ある種の不眠では、定期的にトイレ以外の理由で夜中に目が覚めます。このタイプの不眠では、もう一度寝るために何か食べる必要がある場合がよくあります。こういったことを考えて、該当する選択肢を選んでください。

A. このタイプの不眠にはなったことがない

B. 時々、夜中に目が覚め、もう一度寝るために何か食べる必要がある

C. 夜中によく目が覚め、もう一度寝るために何か食べる必要がある。就寝前に何か食べると、この状況を改善するか、夜中に起きている時間が短くなる

43. 目の痒み

誰でも、目が痒くなる事があります。目の痒みは、風邪や花粉症、カンジダ菌の異常増殖またはアレルギーがある時にも起ります。ですが、これらの症状がなくとも、常に目の痒みがある人もいます。

この状態について質問しています。

C. 風邪やアレルギー、カンジダ菌の異常増殖がなくとも、目の痒みがよく起る

AとBの選択肢はありません。

ページ合計

A = _____   B = _____   C = _____

---

44. 皮膚の痒み

この質問は、虫刺され以外の皮膚の痒みについてです。誰にでも時々、皮膚に痒みは起りますが、人によっては、この皮膚の痒みが常に有る人もいます。そしてこの痒みは典型的に、頭皮、腕またはふくらはぎに起ります。常に存在する症状ですので、掻いている事さえも気がつかない場合もあります。

　C. 私の皮膚は常に痒みがある

　AとBの選択肢はありません。

45. 食事の量

私達の多くは、1日に3回以上の食事をします。ですが、各食事の量は、大きく異なる可能性があります。たくさん食べ、2回から3回おかわりをする人もいます。とても少量しか食べずにお腹がいっぱいになる人もいます。

もし、答えがよく分らないなら、こう考えてください：外食する時に、他人より多く食べますか、少なく食べますか、それとも同じぐらいの量を食べますか？

A. 多く食べる方ではない。明らかに、平均より食が細い。すぐに満福になる

B 他人と比べて、特に大食でも、小食でもない

C. 一般的に、たくさん食べる。いつも、大抵の人より多く食べる

ページ合計

A = _____　　　B = _____　　　C = _____

46. 鼻の潤い

通常、私達は、鼻孔内の粘膜の水分量についてあまり気がつきません。鼻が異常に乾燥（鼻血や皮膚の割れ）や、異常に湿潤（鼻水、鼻がぐずぐずする）してそのことに関心が行った時に初めて気がつきます。病気やアレルギーを起こしていない時の鼻の状態を以下の選択肢から選んでください。

A. 私の鼻は、よく乾燥する方だと思う

B. どちらでもない

C. 私の鼻は、よく鼻水が出る

47. 食事の間にフルーツジュースを飲む

食事と食事の間でお腹が空いた時に、コップ1杯のオレンジジュース（または、他のフルーツジュース）を飲むと、どの様な反応が起きますか？全体的に見て、良い効果ですか、悪い効果ですか？フルーツジュースを飲むと空腹感は収まり、次の食事時間まで待つ事が出来ますか？それとも、何らかの悪い反応が起きますか？

A. 空腹感は満たされ、次の食事までの十分な栄養補給が出来る

B. 悪くはないが、ジュースがいつも最適な間食というわけでもない

C. 全体的に見て、良い効果ではない。ジュースを飲むと、めまいが起こり、お腹が直ぐに空く。また、苛立ちやすくなる、気分が悪くなるか、吐き気や不安感、気分の落ち込みなどが起こる

ページ合計

A = ＿＿＿＿＿＿　　B = ＿＿＿＿＿＿　　C = ＿＿＿＿＿＿

48. 性格

人は、それぞれ明らかに異なる性格特性を持っています。そして、この特性は、その人の生化学的特性と関連する、もしくは生化学的特性から大きく影響を受けています。以下のどの選択肢が、社会の中でのあなたの本来の傾向を表わしていますか？　また、人との交流に対する通常のあなたの傾向を考えてください。

A. 人と距離を置き、閉鎖的で、孤独が好き、または内向的な性格

B. 平均的。内向的でも、外向的でもない

C. 社交的で、人付き合いが良い、または外向的な性格

49. ジャガイモ

ジャガイモは、素晴らしい食品ですし、優れた栄養特性を備えています。ですが、ジャガイモがすべての代謝タイプに最適であるとは限りません。ジャガイモが自分に良いと考えるかどうかは別として、ジャガイモを好きかどうかを答えてください。

A. あまり好きではない。または嫌いだ

B. どちらでもない

C. 毎日でも食べられる。大好きだ。

ページ合計

A = _____   B = _____   C = _____

50. 赤身肉

現代の教えとは反しますが、代謝タイプによって赤身肉は、健康に良い食品です。赤身肉（ステーキやローストビーフなど）を食べた時、通常どの様に感じますか？ここでは、あなたの赤身肉に対する反応を見ています。赤身肉があなたに良いか悪いかというあなたの考えを質問しているのではありません。

A. エネルギーレベルを下げ、調子が悪くなる。気分が落ち込むことやいらつくことがある

B. 特に、どちらでもない

C. 赤身肉を食べると、確実に、気持ちと体の調子が良くなる

51. 瞳孔の大きさ

瞳孔は、目の中心の黒い部分です。彩光は、瞳孔の周りにある色の付いた部分です。この質問は、彩光と比較した瞳孔のサイズを尋ねています。平均的な大人の瞳孔と彩光は、基本的に同じ大きさです。大きいというのは、瞳孔の幅が明らかに彩光の幅よりも大きい場合を言います。この質問に答えるためには、先ず鏡を見てください。でも、部屋が明るすぎたり、暗すぎたりしない通常の明るさの部屋で見てください。

私の瞳孔の大きさは：

A. 彩光よりも大きい

B. 平均的。彩光と同じ大きさ

C. 彩光よりも小さい

ページ合計

A = _____   B = _____   C = _____

52. サラダの昼食

昼食に合わない食事をすると、午後の調子が悪くなります。生産性が上がる代わりに、眠くなるまたは、眠気を覚まし、集中するためにコーヒーやキャンディが必要になります。昼食にサイズの大きな野菜サラダを食べた場合、午後のあなたの生産性にどう影響しますか?

A. サラダの昼食は、午後の調子を良くする

B. サラダの昼食は、悪くはないが、最適な食事ではない

C. とても調子が悪くなる。眠気が出て、疲れを感じ、無気力になるか、興奮状態になる、神経が高ぶる、またはイライラする

53. 唾液量

これからスピーチをする時など恐れを感じ、神経が高ぶると、口の中が乾くことがよくあります。反対に、たいていの人は、美味しい匂いを嗅ぐと、口の中に「唾が溜まる」状態になります。そして、これらの状態が明らかな理由も無く起こる人もいます。あなたの唾液の状態に最も近い選択肢を選んでください。

A. 多くの場合、口の中が乾いている

B. 唾液が多いとも、少ないとも感じたことはない

C. 唾液量が多い、もしくは涎が垂れる方だ

ページ合計

A = _____   B = _____   C = _____

---

54. 塩分の多い食品

塩も砂糖と同様に、6つの味覚の1つです。さらに砂糖と同じく、人は塩に対して様々な反応を示します。食事に塩を多く使うか、塩味を無性に欲しがる人もいます。また、そんなに塩分を必要とせず、多くの既成食品を塩辛く感じる人もいます。どう感じるにしても、塩分はあなたに必要です。塩について該当する選択肢を選んでください。

A. 食事は、大抵塩辛いと感じる。もしくは、塩味が少ない食事が好きだ

B. 塩味について、どちらとも感じない。滅多に、塩辛いまたは塩味が足りないと思うことはない。食事には、平均的な塩分量を使う方だ

C. 塩味が大好、または塩気を欲する方だ。食事にはたくさんの塩を使い、他人は私の食事を辛いと感じる

55. 間食

この質問は、1日に3回の食事を摂っていることが前提です。3食取る場合、通常間食は必要ですか、もしくは食事と食事の間に何か食べますか? 3度の食事は、あなたのパフォーマンスを最良にするのに十分ですか?

A. 滅多にスナックを欲しいと思わない、または必要と感じない

B. 時々、食事の間にスナックを欲しい、または必要と感じる

C. しばしば、食事の間にスナックを欲しい、または必要と感じる

ページ合計

A = _____   B = _____   C = _____

56. 好みの間食

良い間食は、エネルギーを持続させ、感情の状態を良くします。さらに、空腹感を満たします。甘い物を止められない等のネガティブな作用も起しません。このことを心に留めて、あなたの好みの間食は、どの選択肢の記述に最も近いですか?

A. スナックは、通常必要ないが、もし食べるとしたら、大抵は甘い物を好み、体にも良く適している

B. 時々、スナックが必要になり、大抵スナックは問題にならない

C. 最高の状態でいるためにも、絶対にスナックが必要であり、スナックを欲しいと感じる。甘い物とは合わないが、タンパク質や脂質(肉、鶏肉、チーズ、固ゆで卵、ナッツ類)を摂ると調子が良くなる

57. くしゃみ

私達は、大抵くしゃみと風邪やアレルギーを結びつけて考えます。一方で、病気やアレルギーに悩まされているわけではないのに、毎日くしゃみをする人もいます。例えば、食後に決まってくしゃみをする人がいます。この質問でのくしゃみは、続けざまや長時間にわたるくしゃみの発作ではなく、1回や2回程度の軽いくしゃみを意味します。このことを念頭において、あなたの症状に最も適した選択肢を選んでください。

A. 病気かアレルギーでない限り、くしゃみをした事がほとんどない

B. 病気やアレルギーがなくても、時々くしゃみをするが、定期的ではない

C. いつもくしゃみが出る方だ。そして/また、大抵は食後少し経ってからくしゃみが出る

ページ合計

A = _____   B = _____   C = _____

---

58. 社交性

多くの人は、社交性を学習行動と考えます。社交性は人生経験にもある程度影響されますが、兄弟を見ただけで社交面に関する生まれつきの傾向が分る場合があります。社交面に関して、家族や友達からの影響ではなく、あなたの生まれながらの傾向をどの様に表わしますか?

A. 私には、少し「非社交的」なところがある。その意味で、1人でいる事を好み、集まりやパーティーではあまり馴染めず早く帰りたくなる

B. 私はちょうど中間だ。-非社交的というわけではなく、また特に人と一緒でないといけないと言うわけでもない

C. 非常に人付き合いが良く、「社交的」だ。仲間が好きで、1人でいるよりも人といる事を好む。

59. 酸味のある食品

酸味は、甘味や塩味と同じく、6つの味覚の1つです。ピクルスやザワークラウト、酢、レモン汁、ヨーグルトなどの酸味のある食品を好むか大好き、食べずにいられない人もいます。また、酸味のある食品が嫌い、またはそんなに好きではない人もいます。酸味のある食品へのあなたの反応を最も良く表現しているのは以下のどの選択肢ですか?

A. 一般に、酸味のある食品を好きではない

B. 特に、好きでも嫌いでもない。他の食品より好きでも嫌いでもない

C. 酸味のある食品(のいくらか)を好き、または無性に欲しくなる

ページ合計

A = _____   B = _____   C = _____

---

60. 体と精神のスタミナ

スタミナは身体の我慢強さで、長時間疲れずに状態を保ったり、仕事を続けたりする力です。この能力は、食べた物に大きく左右されます。精神的、身体的スタミナを最大限に引き出す食品がある一方で、明らかに弱める食品もあります。どの様な食事があなたのスタミナを引き出しますか?

以下を食べた時に、私のスタミナは改善します。

A. 鶏肉や魚、果物、野菜、特類などの軽い食事

B. 健康に良い食品ならほとんどすべて

C. 重い食事や脂肪分の多い食事

61. 甘いものを食べる

甘いお菓子が嫌いな人は、あまりいません。この質問は、甘い物が好きか嫌いかではありません。甘い物(ケーキやクッキー、キャンディなどのことです)をそれだけで食べた時、あなたの体はどの様な反応を示しますか?

A. 甘い物をそれだけで食べても特に問題はない。通常は、甘い物が食欲を満足させ、ネガティブな反応は起きない

B. 甘い物だけを摂ると、調子が悪くなるが、食欲は満たされる

C. 甘い物だけを食べると、一般に調子が悪くなり、もっと甘い物が欲しくなり、さらに/または、悪い反応が起こる

ページ合計

A = _____   B = _____   C = _____

62. 朝食に肉を食べる

この質問の肉とは、ハム、ソーセージ、ベーコン、ステーキ肉、ハンバーガー、鮭のことです。朝食にこれらの肉を食べると、食べない時と比べて、どの様に感じますか?この質問では、卵やミルク、チーズ等を上の動物性タンパク質の代用として含まないことに注意ください。

A. 赤身肉を食べると、食べない時よりも調子が悪くなる。朝の遅い時間までには、疲労感や、眠気、だるさ、怒り、いらつき、喉の渇き、またはエネルギーを失う感じがより強くなる傾向がある

B. 食べても、食べなくても問題がない

C. 赤身肉を食べると、調子が良くなり、よりエネルギーに満ち、スタミナも出る。昼食まで何も食べなくてもお腹が空かない

63. 昼食に赤身肉を食べる

この質問の赤身肉とは、牛肉やラム肉のような新鮮なタンパク質を指します。昼食に赤身肉を食べると、食べない場合と比較してどの様に感じますか?この質問では、卵やミルク、チーズなどを上記の動物性タンパク質の代用に含みません。

A. 赤身肉を食べると、食べない時よりも調子が悪くなる。昼過ぎには、疲労感や、眠気、だるさ、怒り、いらつき、喉の渇き、またはエネルギーを失う感じがより強くなる

B. 食べても、食べなくても問題がない

C. 赤身肉を食べると、調子が良くなり、よりエネルギーに満ち、スタミナも出る。夕食まで何も食べなくてもお腹が空かない

ページ合計

A = _____   B = _____   C = _____

64. 夕食に赤身肉を食べる

この質問の肉とは、牛肉やラム肉のような新鮮なタンパク質を指します。夕食に赤身肉を食べると、食べない場合と比較してどの様に感じますか?この質問では、卵やミルク、チーズなどを上記の動物性タンパク質の代用に含みません。

A. 赤身肉を食べると、食べない時よりも調子が悪くなる。疲労感や眠気、だるさ、怒り、いらつき、喉の渇き、またはエネルギーを失う感じがより強くある

B. 食べても、食べなくても問題はない

C. 赤身肉を食べると、調子が良くなり、よりエネルギーを感じ、スタミナも出る。そして、就寝前まで何も食べなくてもお腹が満たされた状態になる

65. 好みの夕食

食事を出さない長期フライトに搭乗する前だと思って下さい。お腹が空いているので、搭乗前に夕食を食べることにしました。レストランのメニューに3種類の食事しかありません。ディナー1または2か3です。長期フライトが直前なので、エネルギーが摂れ、起きていられる食事を選ぶことが重要です。スタミナとエネルギーそして注意深さを保つためには、どの食事を選びますか?

A. ディナー1:皮なし鶏胸肉、ご飯、サラダとアップルパイ

B. ディナー2:ディナー1とディナー3から少しずつ取合せた食事

C. ディナー3:にんじん、タマネギ、ジャガイモを一緒に煮込んだポットロースト、ビスケット、グレービィ、そしてチーズケーキ

ページ合計

A = _____   B = _____   C = _____

テストの採点と代謝タイプの特定

自己診断テストお疲れ様でした。今度はあなた自身の代謝タイプを特定する番です！ このステップは、あなたがより健康に、そしてより幸せになるためにとても重要なステップです！

必要なのは、すべてを採点するだけです。とても簡単です、以下のステップに従って行ってください。

1. 自己診断テストのすべてのページで、選択したA,B,Cの数を数えて、各ページの下にあるスコア表に小計を記入してください。

2. 各ページの小計を合計し、下のスコア表に記入してください

> 回答 A の合計 = _____
>
> 回答 B の合計 = _____
>
> 回答 C の合計 = _____

3. 次に、スコア表を見て、下の基準からあなたの代謝タイプを選んでください:

- Aの合計が、BとCを足した数より5つ以上多い場合、あなたは炭水化物タイプです。（例：A=25, B=20, C=15）

- Cの合計が、AとBを足した数より5つ以上多い場合、あなたはタンパク質タイプです。（例：A=15, B=20, C=25）

- Bの合計が、AとCを足した数より5つ以上多い場合、あなたは混合タイプです。（例：A=20, B=25, C=15）

- A、B、Cのいずれも他の2つを足した数より5つ以上多くならない場合、あなたは混合タイプです。（例：A=18, B=22, C=20）

自分の代謝タイプを理解する

代謝タイピングは、最も根底のレベルであなたをタンパク質タイプ、炭水化物タイプ、または混合タイプに分類します。これらのカテゴリーは、体内の機能の仕方と多様な食品をどのように消化・吸収するのかを量的に表わしています。そして、胃/腹部の基本的機能と形状が個人により大きく異なることを証明するものです。

代謝タイプでは、各タイプにより適切な食品が異なるほかにも、これらの食品を摂取する量も異なります。名前が示すように、タンパク質タイプはタンパク質と脂質を高い割合で摂り、炭水化物の摂取量が少なくなります。炭水化物タイプでは、炭水化物の消費率が高くなり、タンパク質や脂質を抑えることになります。必要な食品の割合を簡単に計算するには、食品を皿の上で視覚的に並べ、各食品群をミールプロポーションの割合に合せて大きさを調節すると、正しい食事になります。

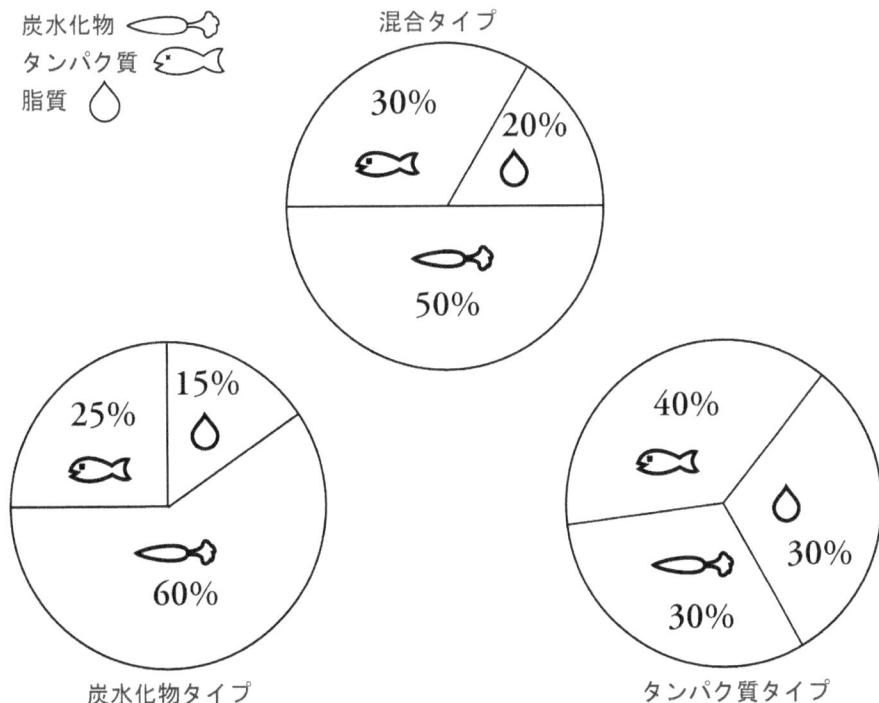

炭水化物タイプ

タンパク質タイプ

第2章

脊柱に必要な栄養素

脊柱側弯症は、脊柱の異常な弯曲です。遺伝マーカーが関与しています…ですが、ダイエットには、疾患を発現、また進行させる遺伝子をオンにもオフにもする力があります。脊柱には予防薬の最も重要な要素を成す特定の栄養素が必要です。

健康な脊柱に必要な栄養素には、マグネシウム、亜鉛、銅、カルシウム、ピリドキシン（ビタミンB6）、鉄、マルチビタミン、オメガ-３、プロリンおよびグリセリンなどがあります。リストは、尽きませんが・・・。どんな食品にこれらの栄養素が含まれるのでしょうか？多くは、あなたがよく見る食品です。

パレオ・ダイエットを用いて食事をすると、魚、チキン、卵、肉そして野生またはオーガニックで育てられた色とりどりの食品のすべてが脊柱に必要な栄養素を与えてくれます。これは、先祖の食事に関する知恵に従うことです。自然の状態に近い物、つまりオレンジで言えばジュース状ではないものを食べると、既知および未知のすべての栄養素を摂ることが出来ます。このダイエットは、加工食品による怪しげな物や苦痛からも引き離してくれます。

この食事療法には、努力が必要です。ご存じの様に、3つの代謝タイプ、タンパク質タイプ、炭水化物タイプ、混合タイプがあります。もし、あなたがタンパク質タイプなら、炭水化物タイプの人に適した食事をしたり、その割合で食事を摂ったりすると、気分が悪くなるか、自分が達成しようとしたことから遠くかけ離れた結果を生むことになります。反対に、もし自分の代謝タイプに適した食事をすると、脊柱側弯症や心疾患、骨粗しょう症などの慢性疾患を改善させことや、現在ある症状を良い状態で安定させ、さらに回復に向かわせることも可能です！

代謝タイプは、生理的もしくは外部からの要素によって、時と共に変化することもあります。ですから、継続的にテストを実施することが必要です。

第3章

私流パレオタイピング
のアドバイス

パレオ・ダイエットには、「食べても良い食品」群と「食べてはいけない食品」群があります。私は、脊柱側弯症の方に向けて、スーパー・フードをいくつか紹介しています。これらの食品は「食べてはいけない食品」の欠点を補い、食事を充足させ、多様化させると同時にこのクックブックの「簡単にできる」という感覚を伝えることができるでしょう。最も重要なことは、このダイエットが脊柱側弯症の回復に真の救済であると言うことです。実在するあなたのために本物の食事を!

食べてはいけない食品

1. 乳製品

旧石器時代に野生動物の乳を搾ることは考えられません。ですから、ここで問題になるのは、乳製品を摂るべきか、摂らないべきかです。多くの人がラクトースやカゼインアレルギーを持っており、パレオ・ダイエットでは乳製品がよりグレイゾーンに押しやられています。さらに悪いことに、現在の家畜飼育や乳製品加工技術には恐ろしいものがあります。

私のアドバイス：

放牧牛か草だけで飼育された高品質の動物からの新鮮なオーガニックミルクは、飲んでも大丈夫です。

発酵させた乳製品、ケフィア、ヨーグルトそしてチーズの飲食をお勧めします。これは、発酵の過程でミルクのラクトースが消費され、またインスリンの反応を減らす作用があるからです。ケフィアの中にはトリプトファンと呼ばれる正常な筋骨格形の発育に必須な栄養素があります。ですから、日常の食事にケフィアを取り入れることは非常に良いです。

2. 加工食品

脊柱側弯症治療の進み具合を心配していますか？もし、イエスであれば、加工食品は忘れてください。

私のアドバイス：

あなたがどの代謝タイプでも、またどんなに加工食品が好きでも、加工食品の摂取は禁止にするべきです。加工食品は、高カロリーですが栄養が低く、消化機能にアンバランスを引き起こさせます。腸の健康が骨格の成長と関係があり、また加工食品には砂糖、塩分、保存料を多く含む傾向にあることから、加工食品を食品リストから削るべきです。

3. 穀類

私達は常に、穀類を摂取しています。しかし、皆さんはこれが1万年前、農業が始まった頃から始まった習慣である事だとは、おそらくご存じないでしょう。ですが、人間は2百万年前に発生し、遺伝子はその時以来大きく変っていません。このため、パレオ・ダイエットには、穀類は出てこないのです。

穀類には、フィチン酸（またはフィチン酸塩）やレクチンが含まれており、これらはカルシウム、鉄、マグネシウムの吸収を阻害し、消化系に悪影響を与え慢性の炎症を引き起こし、自己免疫疾患の原因となります。では、どうして食べてはいけない物を食べているのでしょう？それは、穀類のタンパク質、グルテンには、アミノ酸のプロリンが多く含まれているからです。プロリンは、通常の消化では小さくするのが難しく、セリアック病（小児脂肪便症）の原因でもあります。

<u>私のアドバイス：</u>

あなたの健康状態や代謝タイプに関わらず、穀類を摂取しないか、摂取量を制限する事を強くお勧めします。特に、加工した穀類、例えば、白米、精白パン、クッキー、ケーキ、朝食用のシリアルなどは避けてください。

タンパク質タイプの人は、遺伝的に農業発生以前の食事を摂る傾向にあるので、特に穀類の摂取を止めることが必要です。炭水化物タイプや混合タイプは、一般により穀類に適応しているので、全粒粉（ホールグレイン）の穀類を限られた量摂取することができます。

いずれの場合においても穀類を摂取する場合は、全粒粉にすべきです。それは、全粒粉には、ミネラルやビタミン、抗酸化物、線維が豊富に含まれる胚芽やブラン（ふすま）を精製過程で取り除かず含まれているからです。オメガ－３もまた、全粒粉に含まれる抗炎症作用のある物質です。

さらに、すべての穀類は調理前に水に漬けて置くことが必要です。これは、穀類には、必須ミネラルと腸で結合し、小腸でのミネラル分の吸収を悪くするフィチン酸が含まれるからです。

穀類を水に漬け置くことでフィチン酸が壊れ、適切な消化と吸収そして全般的な腸の健康が保たれます。

4. 豆類

狩猟採集民は、動物と農耕が起る以前の植物だけを食べていました。豆類は、穀類と同様にこの頃の食物連鎖にはありませんでした。パレオ・ダイエットで避けるべき豆のタイプは、レンティル、すべてのマメ科植物、ピーナッツ、大豆、ひよこ豆です。豆類には、プロテアーゼ阻害物と栄養阻害物と呼ばれる成分が含まれ、食品から十分な栄養を吸収するのを阻害します。

私のアドバイス:

私が進める豆類は、発酵食品の豆類だけです。これには、伝統的な日本食で、スーパー・フードでもある納豆が含まれます。これは、蒸した大豆を「ナッツ」の風味が出るまで発酵させた物です。納豆にすると、カロリー、線維、カルシウム、カリウム、ビタミンB2、鉄がより多く含まれ、カルシウムとビタミンEがほぼ2倍になります。

納豆の本当の効果は、ビタミンKが多いことです。これは、強い骨と心臓の健康に非常に重要な栄養素です。また、ビタミンKは、腸の健康を維持する働きがあるので、1日1-2パック摂ることをお勧めします。

もう1つの発酵大豆食品は、味噌で、発酵大豆から作られた伝統的な日本のペーストです。卵とミンチ肉を味噌汁に入れると、簡単に、栄養価が高く美味しい食事ができます。

炭水化物タイプの人は、豆類や穀類などのスターチを多く含む食品をより簡単に消化することができます。ですから、このタイプの人は、これらの食品を適量食べることができます。

タンパク質タイプの人は、動物蛋白と脂質の多い食品と、少ない炭水化物の量を必要とします。

ですから、豆類は、このタイプの人には適しませんので、避けるべき食品です。

5. 砂糖

私達の祖先は、自然で健康な食品であるフルーツや野菜から糖分を摂取していました。一方で、今日の私達は糖分の多くを「栄養のない」もしくは「はだかの」カロリーだけしかない精製された砂糖から摂っています。ですから、パレオ・ダイエットでは、砂糖とお別れします。

フクルトース（果糖）のみが肝臓で代謝できます。体の細胞は、フルクトースではなくグルコースだけをエネルギー源として使います。過剰なフルクトースは、食欲を減退させ、あなたを依存症にさせます。また、過剰なフルクトースだけでも糖尿病や肥満、心疾患などのメタボリックシンドロームの原因となります。

精製された白糖には、テンサイやサトウキビに多く含まれる天然のミネラル分が失われています。さらに、砂糖を過剰に摂ると、有益なビタミンや塩分、カリウム、マグネシウム、カルシウムなどの骨のミネラル分が溶け出し、抜けてしまいます。多量の穀類や砂糖などの炭水化物を摂ると、高張力コラーゲン繊維もまた骨から溶け出します。高張力コラーゲン繊維は、脊柱の健康と脊柱側弯症の症状改善に大きく関わる成分です。

私のアドバイス：

　あなたが、どの代謝タイプに嘱していても、糖分、特に精製した砂糖の摂取をしないか、制限することを強くお勧めします。

　ステビアは南アメリカ原産のハーブで、砂糖の代用として最も安全に使用できる甘味料で、インスリンの上昇や脊柱発育に悪影響を与えません。

食べても良い食品：

1. 動物性食品

パレオ・ダイエットを始めたばかりの人の多くは、近代の栄養学で癌や心疾患、肥満、糖尿病、細胞膜の機能不全さらに、多発性硬化症などの神経性疾患の原因と考えられている動物性の飽和脂肪酸の摂取について問題にします。

しかし、研究の多くは、これらの現代病の原因が天然の飽和脂肪酸ではなく、加工時に出来たトランスファットを多く含む加工植物油が現代病の原因であることを示しています。

> #### 私のアドバイス：
>
> 　上記の科学的な結論にもかかわらず、肉や卵は、穀類飼料ではなく、牧草飼料や放牧のものを選ぶべきです。そして、養殖魚ではなく、天然の魚を摂るべきです。古代人は、体脂肪が季節に合せて自然に変化する野生の動物のみを食していたからです。彼らの年間を通じた栄養源には、飽和脂肪酸が高く含まれていませんでした。
>
> 　さらに、穀物飼料の動物や養殖魚は、抗生物質などの化学物質に汚染された囲いの中で飼育されています。ですから、これらを食べることは、より多くの化学物質を体内に取り込む事になります。
>
> 　最も大切なことは、代謝タイプに合わせた食事をすることです。例えば、炭水化物タイプの人は、プリン体の少ない肉を、タンパク質タイプの人は、プリン体が多いか適度に含まれる肉を摂るべきです。そして、混合タイプの人は、これら二つのタイプを組み合わせた食事をするべきです。どの食品がプリン体を多く含むのか、また少ないのかは、各代謝タイプの推奨食品ガイドを参照ください。

2. 健康に良い油脂類

食事の中の脂肪分は、飽和、不飽和に関わらず、現代の慢性病のどれの原因でもありません。私達の体は、主に飽和脂肪酸をエネルギー源として動くようにできています。

動物性脂肪には、癌や心臓病などを予防する働きがある多くの栄養素を含みます。つまり、癌や心臓病の発症率は、植物性脂肪の取り過ぎと関係があるのです。

私のアドバイス:

　　良い脂肪（飽和脂肪）を摂ることでは太りませんし、実際には血中の悪玉コレステロールを減らすために不可欠である事を覚えておいてください。良い脂肪は、種類が豊富ですので、健康的な要素を維持しながら、多様な食事を楽しむことができます。ココナッツオイル、オリーブオイル、アボガドオイル、バター、ギー、動物脂は健康に良い油脂の1例で、体のエネルギー源として使うことができ、またあなたの食卓を素晴らしく仕上げてくれます。

　　一方で、以下にあげる油脂は、心疾患や癌、学習障害、骨粗鬆症、その他多くの疾患や健康の問題の原因となります::

- 加工時や調理時に高温に熱した油脂（特に植物油）
- 完全または部分的に水素化したオイル
- 大豆やトウモロコシ、コットンシード、キャノーラなどの工業的に加工された液体オイル

3. 野菜と果物

現在の栄養学では、野菜と果物は日常の食事に新鮮さを与え、摂取が推奨されています。それでは、脊柱側弯症を改善することにおいて良い食品なのでしょうか？

私のアドバイス：

野菜や果物には、重要な栄養素、ミネラル、ビタミンが含まれるため、どんな食事においても健康的なものであるとされてはいますが、野菜によって良い物とそうでないものがあります。代謝タイプに適するものを賢く選んで、脊柱が必要とする栄養素を摂りましょう。炭水化物タイプの人は、デンプンの多い食品を消化できるので、高糖質の野菜類も摂取できます。これらは、お勧め食品リストに記載しています。

有機栽培農家は、殺虫剤を使用せずに多種多様な遺伝子組み換えをしていない（非GMO）野菜を栽培しています。毎回の食事で料理の半分をこれらの非GMO野菜にしてみて下さい。食卓に出す野菜を賢く選んで下さい。例えば、アイスバーグ・レタスやフライは、成分が主に水であるため、栄養価がほとんどありません。レタスやほうれん草は鉄分を多く含むので、ずっと良いオプションです。

果物は、思っているほど健康的な食品ではありません。成分の多くが果糖で、ビタミン類、ミネラルと他の栄養素が多少あります。これらのビタミンや栄養素は、肉や果糖を含まずデンプン質でない野菜から簡単に摂ることができます。ですが、人は病気になろうとも、新鮮な果物と果糖に傾倒します。

私は、もう1つの「スーパー」フードをお勧めします。それは、発酵させたキャベツであるザワークラウトとキムチ（韓国版のザワークラウト）です。何千年もの昔から食べられてきた食品であり、非常に強い消化器系への治癒と再生の効果を持ちます。そして、消化器系の健康は、骨格成長と大きく関与します。

4. ナッツと種子類

ナッツや種子類は簡単に、どこでも直ぐに摂れ、多くは非常に栄養が豊富なスナックです。ナッツや種子類の多くは、旧石器時代の食事でも摂られていましたが、あなたの食事に取り込むためには、いくつかの点を考慮する必要があります。

私のアドバイス:

穀類やマメ類と同様に、ナッツや種子には同じ防御機構があり、人の健康に害をなすものもあります。1部のナッツや種子に含まれるフィチン酸やレクチンが消化管壁を刺激し、ミネラルの吸収を阻害します。結果、これらのナッツや種子から摂れる栄養価がほとんど無くなります・

フィチン酸やレクチン、その他の栄養を阻害する物質を取り除くには、ナッツや種子を水に浸すと良いです。塩水で1日浸し、カビの発生を防ぐために天日か乾燥機で乾燥させます。

タンパク質タイプに推奨される食品表

タンパク質			炭水化物			油脂類
肉／家禽	シーフード	乳製品	野菜	果物	ナッツ／種子	油脂類
プリン体 高	**プリン体 高**	低脂肪でないもの	デンプン質なし	アボガド	すべて食べて良い	すべて食べて良い
内臓	アンチョビ	チーズ	アスパラガス	オリーブ	クルミ	バター
バラ	キャビア	カッテージチーズ	生のインゲン	ココナッツ	かぼちゃの種	クリーム
牛肝臓	ニシン	クリーム	カリフラワー	未熟のもの：	ピーナッツ	ギー
鶏肝臓	ムラサキ貝	卵	セロリ	青リンゴ	油：	油：
プリン体 中	イワシ	**プリン体 低**	マッシュルーム	ビワ	ごま	アーモンドバター
牛肉	**プリン体 中**	テンペ	ほうれん草	洋なし	アーモンド	ブラジルナッツ
ベーコン	ザリガニ	納豆	**デンプン質 高**	**デンプン質 高**	カシューナッツ	オリーブオイル
鶏*	アワビ	**ナッツ類**	人参	バナナ（先が緑のものだけ）	ブラジルナッツ	ピーナッツオイル
鴨	アサリ	すべて食べても良い	グリーンピース		パンパの実	ごま油
家禽	カニ		ジャガイモ、バター（ママ）フライ		ピーカンナッツ	ピスタチオ
ガチョウ	オマールエビ		いんげんだけ	冬かぼちゃ		ウォールナッツ油
肝臓	ロブスター					
ターキー*	鯖					
仔牛	ホタテ貝					
ジビエ	エビ					
	カタツムリ					
	イカ					
	ツナ、赤身					

*赤身の肉も良い

すべての食事にこれらからのタンパク質を取るようにしますが、乳製品、豆類、ナッツ類からのタンパク質は、メインの食事での肉の代用にはなりません。

炭水化物タイプに推奨される食品表

タンパク質			炭水化物				油脂類	
肉/家禽 脂身の少ない肉	シーフード 脂身の少ない魚	乳製品 無/低脂肪	野菜 テンプン質高	野菜 テンプン質中	野菜 テンプン質低	果物 すべて食べても良い	ナッツ/種子 控えめに	油脂類 控えめに
鶏胸肉	ナマズ	チーズ	じゃがいも	紫カブ	紫カブの葉	りんご	くるみ	バター
コーニッシュ若鶏	鱈	カッテージチーズ	西洋かぼちゃ	トウモロコシ	ブロッコリー	アプリコット	パンプキンの種	クリーム
ターキー胸肉	ヒラメ	ケフィア	カブ/バボタン	ナス	芽キャベツ	イチゴ類	ピーナッツ	ギー
豚肉(脂身の少ないもの)	ハドック(コダラ)	牛乳	サツマイモ	ヒカマ	キャベツ	チェリー	ヒマワリの種	油:
ハム	カレイ	ヨーグルト	ヤムイモ	オクラ	チャード	柑橘類	ごま	アーモンドオイル
	スズキ	卵		パースニップ	コラード	ぶどう	アーモンド	フラックスオイル
	鱈の幼魚	控えめに使う: 豆類		ラディッシュ	キュウリ	メロン	カシューナッツ	オリーブオイル
脂身の少ない赤身肉を時々摂るが、まったく摂らない	舌平目	テンペ		金糸瓜	ニンニク	桃	ブラジルナッツ	ピーナッツオイル
	マス	豆腐		夏かぼちゃ	ケール	洋なし	ハシバミ	ごま油
	マグロ(白い部分)	ナッツ類		黄色ズッキーニ	菜っ葉	パイナップル	ピーカンナッツ	ヒマワリ油
	石平目			蕪	タマネギ	プラム	栗	ウォルナッツオイル
				ズッキーニ	パセリ	トマト	ピスタチオ	
					ピーマン	トロピカルフルーツ	ココナッツ	
					ネギ		ヒッコリー	
					もやし		マカデミアナッツ	
					トマト			
					クレソン			

注意: デンプン質の高い食品は、高GI食品です

毎回の食事にこれらからのタンパク質を含ませる。

第4章

パレオタイピング ・キッチン

キッチンの常備品

台所に入ったときに材料が揃っているというのは、嬉しい気持ちにさせます。家族や大好きな人のために健康的な夕食を調理する事ほど良い事はありません。

エッセンシャルな材料がちゃんと常備してあると、台所をよく使い、自炊する傾向にあり、そして時間とお金の節約になります。家では、以下の材料を常備しています。

1. スパイスとハーブ

スパイスとハーブはまるごと買って、自分で挽くと、最高の効能と風味を楽しめます。

➲ ショウガ

ショウガは、Zingiber officinale の根です。珍味として、スパイスとして、そして生薬として使われてきました。

ショウガの医薬品効果には、主に消化管の健康改善と吐き気や悪阻の治療、逆流症状を軽減、風邪症状の緩和、アルツハイマー病の脳細胞消失の進行を抑制する可能性があります。

これら薬としての特性を忘れたとしても、ショウガは美味しく、刺激的な風味と香りを持ち、料理を刺激的な味に仕上げてくれます。

ショウガはまた、天然の保存料でもあります。食事の残りを長持ちさせたい場合は、料理にすり下ろしたショウガを少し加えて下さい。

⤵ シナモン

シナモンは、最も良く使われる香りの高いスパイスで、マンガンや鉄、繊維が豊富に含む漢方薬です。また、強い抗酸化力を持ち、天然の保存料です。シナモンと蜂蜜を混ぜると美味しいだけでなく、多くの病気にも効能があります。

⤵ バジル

イタリア料理でよく使われるスイートバジルは、香りが高いハーブで、1日の日射が6時間以上ある場所であれば室内で育てることができます。私はいつも、サラダやキャセロールで使います。または、生のエビやホタテのぶつ切りに和えることもあります。

⤵ カレー

カレーは、ポークやビーフ、チキン、魚等の味を大きく変えます。私は、和風のカレーが好きです。ビーフ、ニンジンなどをカレー粉とココナッツミルクで煮込んだものが私のお気に入り料理です。

⤵ 胡椒

黒胡椒、緑胡椒、白胡椒はすべて胡椒の木の実です。色の違いは、成長段階と製法の違いによるものです。黒胡椒は、多くの料理で最も良く使われるスパイス、もしくは調味料です。私は、香りを残すためにも調理の最後に粗挽き胡椒を必要なだけ挽いて入れます。

さらに、胡椒には、マグネシウムとビタミンK、鉄が豊富に含まれます。

⤵ タイム

タイムは、香りが強く、最も良く使われるハーブです。私は、スープやストック（出汁）にデリケートな香りを付けるために生のタイ

ムを使います。生のタイムも乾燥タイムも、香りを失わないために調理の最後に加えます。

➲ オレガノ

オレガノは、地中海料理やメキシカン料理で常に使われるスパイスです。トマトと合わせると素晴らしい味になります。

オレガノには、ビタミンKが豊富です。オレガノオイルは、殺菌作用と抗消炎作用があります。

2. 牛、獣肉、チキンのスープストック

殻スープ(ブロス)は、脊柱側弯症を患う人には最適な治療薬です。オーガニックの素材を使って殻スープを取るようにして下さい。殻スープは、多くの料理で欠かせないものであり、その豊富な栄養素は世界中の人に恩恵を与えています。

上手に取った殻スープの良い点を紹介しましょう:

* 殻スープや出汁からマグネシウムが摂取できます。マグネシウムは食品や料理の多くでは欠乏しています。

* 骨や軟骨からのコラーゲンやゼラチンは、直接吸収できますが、サプリメントのゼラチンではあまり吸収できません。

* 殻スープや出汁は、カルシウム摂取に最適な食品かもしれません。

* 骨髄には、タンパク質とミネラルがたくさん含まれます。

* 硫黄、カリウム、ナトリウムはすべて、健康に必要で重要な電解質です。

3. 体に良い油脂類

- ココナッツオイル：飽和脂肪酸が多く含まれ、高温での調理に向いています。代謝タイプに合わせて、使用する量を調節する必要があります。

- エキストラバージンオリーブオイル：オリーブの実をファーストコールドプレスして絞り出します。熱を避け、暗い戸棚の中にしまっています。サラダに適しています。

- アボガドオイル：調理とサラダの両方に使います。煙が出る温度が高い事と香りが良く、高温で炒めたり、グリルに向いています。

- オーガニックバター：草飼料の牛からの物で高い温度で溶ける物を使用しています。パレオ・タイピングダイエットでは、3種類の代謝タイプにより使用できる量が異なります。

4. ナッツと種子類

何時間も塩水に漬け置くことで、ナッツや種子類のフィチン酸と抗栄養物質がほとんど溶けて、取り除くことができます。フィチン酸はカルシウムや鉄、マグネシウムの吸収を阻害し、さらに慢性の炎症を起こしやすくし、酵素阻害成分を中和するので消化系の健康状態に悪影響を与えます。漬け置き後、よくすすぎ天日か食品乾燥機、またはオーブンの乾燥の設定で乾かします。

すべての種子類の中でもフラックス・シードはオメガ-6よりもオメガ-3を多く含みます。ところが、オメガ-3は、ALA型（アルファリノレン酸）なので、体内で使うEPAやDHAに変換する必要があります。

クルミ、チェスナッツ、ヘーゼルナッツ、カシューナッツ、アーモンドは私の大好物です。ナッツ類を煎るとより美味しく、風味も豊かになります。さらに、風味と歯触りは、いつも料理を特別にしてくれます。サラダにまぶした煎り胡麻も大好きです。

5. 缶詰のココナッツミルク

パレオダイエットでは、ココナッツミルクは常備食です。乳製品やクリームの代わりにもよく使います。タイカレーのベースにもなっていますし、骨の強度に必要な必須栄養素であるリンが豊富です。私は、ココナッツミルクと卵黄、蜂蜜、バニラエッセンスを使ってパレオ・アイスクリームを作ります。美味しいですよ!

6. シーソルト(海水塩)

海塩は、海の水を自然に蒸発させて作ります。食塩が98%と鉄やマグネシウム、硫黄、ヨウ素などのミネラルを2%含みます。

7.甘味料

安全な甘味料として、メープルシロップや生の蜂蜜をパントリーに常備しています。

8. ドライフルーツ

最も良く使うドライフルーツは、プルーン、バナナチップ、レーズン、アプリコット、デーツ、チェリー、マンゴー、クランベリー等です。水分の除去だけで保存されているので、フルーツの中の栄養素は代謝タイプに関わらず有益です。保存料(二酸化硫黄など)や砂糖を加え、科学的に乾燥させたフルーツは、栄養価を下げるので、避けて下さい。

9. 溜まり醤油

たまり醬油は、深い黒色とスモークされたような風味を持つ日本の香辛料です。味噌の発酵過程で出来る副産物でもあります。天然素材で、グルテンフリーです。

10. 味噌

味噌は、発酵大豆から作るペースト状の伝統的な日本食品です。培養菌が美味しさを作り上げます。私は、いつも卵とミンチ肉を味噌に加えて、美味しさを引き出して食べています。

11. 卵

卵黄には心疾患の原因になるコレステロールが高いという理由で、卵白だけを食べる人も多いですが、事実、卵黄が卵の中でも最も健康に良い部分なのです。卵黄には、90％以上もの微量栄養素と抗酸化物が含まれています。また、健康に非常に重要な脂溶性のビタミンが100％含まれています。個人的には、1日に全卵、3-4個食べています。

12. ケフィア

私は、ケフィアに果物を入れます。果物を一緒に取ると、ケフィアのちょっと酸っぱい味が抑えられます。そして、他に見られない多様な風味が味覚を刺激し続けます。

13. 缶詰

新鮮なトマトの方が、抗酸化作用のあるリコピンの量がより多い缶詰のトマトに勝るというわけではないので、私は缶詰のトマトをパントリーに常備しています。

調理器具

以下に、私がよく使う調理器具を紹介しています。

1. スープ鍋

煮込みスープは、中国広東州でよく使われているスロークッキングのテクニックです。煮込みスープの美味しさは、食後長ければ2時間も下に味が残ります！注ぎ口のあるスープ鍋、大釜．．．大抵の家には、これら磁器製の鍋類を大きさを取揃えて持っておくべきです。現在、忙しいヘルスケアの専門家である私は、自分用に殼スープを簡単に素早く用意しておきます。

時には、電源を必要とせず、伝統的なスープ鍋と同じく煮込むことが出来るサーモスのシャトルシェフ鍋を使い、スープを煮込みます。シャトルシェフには、調理用のステンレス製の内鍋と、真空で保温効果のある外容器があり、料理をやけ焦げ付かさずに何時間も熱い状態に保ちます。内鍋に荒く砕いた骨と水を入れ、30分から1時間加熱します。その後、浮いてきたアクをすくい、他の材料を入れてもう1時間煮込みます。それから、内鍋を外容器に入れ、蓋を閉めます。次の日には、美味で素晴らしいスープができあがっています。

2. 包丁

中国に「職人が良い仕事をするなら、まず道具を研ぐことから」ということわざがあります。良いシェフは、手に良くなじみ、切る、刻む、スライスなどの多目的で使える鋭いナイフがなくてはいけません。刃渡りは、一般に8-14インチ（25-35センチ）が適当です。

.3.キッチンばさみ

キッチンばさみは、支点がしっかりとした非常に強いはさみです。子供と老人に窒息させる危険がある骨の破片をださないために、私はいつも、はさみで鶏の胸の骨を切ります。

4. まな板

木、プラスティック、竹またはガラス等の素材で出来たまな板があります。木製とガラス製のまな板は、商用の台所では使用が許されていません。私は、調理前の食材と調理後の食材、肉と野菜や果物で異なるまな板を使い、汚染を避けるようにしています。

5.クロックポット

クロックポットは、1クオートから81/2クオート(約1L-8L)まで多様なサイズがある熱源のあるスロークッカーです。プログラム出来るものでは、設定時間調理してくれます。ですから、その間、他の用事をする事が出来ます。

6. キャセロール皿

キャセロール皿は、大きな耐熱の深皿で、そのままテーブルに出すことも出来ます。朝食用のキャセロールを夜のうちに用意し、朝オーブンで暖めると、美味しい朝食になります。

7. 中華鍋

中華鍋は、用途が広く、底に丸みのある中国の調理器具です。炒め物、蒸し物、ソテー、揚げ物、ゆでる料理や煮込み料理、蒸し煮、焦げ料理、シチューによく使われます。あなたのニーズとお持ちのコンロに合ったサイズと深さの中華鍋を選んで下さい。

8. フードプロセッサー

キッチンの器具は、手間を省くためのものです。フードプロセッサーは、スライスや細切れ、粗みじん切、果物や野菜のすりつぶし、チーズのすり下ろし、バターを生地に小さく刻んで入れ込む等に優れています。ブレンダー(ミキサー)でするほど滑らかではありませんが、スープをクリーム状にもできます。

9. 食品乾燥機

食品乾燥機は、食品から水分を除き、ドライフルーツや乾燥野菜、肉の乾燥に使えます。用途や、予算、保証、置くスペースなどに合わせて、メーカーやモデルを選んで下さい。キッチンカウンターに合ったものもあるでしょう、ドライフルーツや乾燥野菜は、味や香りが濃縮されて保存されるので、健康なスナックになります。

ドライフルーツや乾燥野菜、乾燥肉のほかに、食品乾燥機は、ヨーグルトや納豆を作る、ナッツや種子類をカリカリにさせるのにも使用できます。つまり、万能ツールです！

10. 計量カップと計量スプーン

レシピ通りに料理するには、特に初めてお料理をする方には、計量カップやスプーンは必需品です。

11. 木べら

木べらは、混ぜたり、ソテーしたりするときに常に使うキッチンの日用品です。素材のテキスチャーは、木の性質によります。また、形やパターンの違いは料理を楽しくしてくれます。

12. アルミホイル

アルミホイルは、家庭でクイックな料理やバーベキューの後片付けが簡単なのでよく使います。私は、サーモンやチキンウィングを焼くときにアルミホイルを使います。セロリを新鮮かつサクサクした感触を保存するために、アルミホイルで包み冷蔵庫の野菜室に入れておくと、2週間も保ちます。

調理の知恵

1. 鹿とダチョウの肉は低脂肪の肉です。火を入れすぎると、硬くなります。

2. 中華鍋に最初に入れるのは、いつもタマネギです。しばらくかき混ぜて、半透明になるまで待ちます。次に、ショウガとニンニクを入れます。油に香りが付くが、ニンニクが茶色になる手前まで待ちます。

3. ゼラチンまたはジェローには、生または冷凍のパイナップルを入れてはいけません。生イチジク、キウイ、グアバ、根しょうが、パパイヤなどの果物は、ブロメラインと呼ばれる酵素を含みます。この酵素は、ゼラチンを分解し、固まりにくくします。この酵素は、火を通すと不活性になりますので、缶詰のパイナップルやキウイはそのまま使っても大丈夫です。

4. 濃厚なスープストックやデリケートな味には、牛の骨ではなく、仔牛の骨を使います。仔牛の骨には、コラーゲンが多く、ストックをゲル状にします。

5. どのタイプのゼラチンを使うかにかかわらず、電子レンジで調理するべきではありません。

6. スープのレシピは、決まった調理法ではなく、むしろガイドラインです。柔軟で経済的かつ、「ボール1杯の食事」になり得ることにその良さがあります。

7. スープやサラダ、キャセロール、フィリング、卵料理、ロールアップやサンドイッチに調理した肉を添えて、タンパク質源とすることが出来ます。

8. スープに中国ハーブを使う場合、ステンレスやアルミニウム、銅の鍋を避けることは重要です。ハーブの中には、鍋と化学反応するものもあります。

9. グリル時には、焦がすと発癌物質を作り、癌になる恐れがありますので、焦がさないようにして下さい。

10. テフロンやノンスティックのフライパンを使用しないで下さい。熱したときにコーティングから有毒物質が発生し、食品にしみこみます。ステンレス、キャストアイロン、ルクルーゼのエナメル器具は非常によい調理器具です。

11. 生の穀類、ナッツ、種子類は、1晩水に漬け置きしてフィチン酸と他の非栄養素を取り除きます。また、これは消化をしやすくもします。

12. ストアで買ってくるドレッシングよりも自家製のドレッシングの方が、フレッシュで材料がよく分っているのでヘルシーです。

13. ココナッツオイル、バター、ラード、タロウは高温の調理に向いています。一方、オリーブオイルやセサミオイルは中温から低温での調理やサラダドレッシングに向いています。

14. フレッシュで香りの高いハーブを使えるように自分のハーブをキッチンガーデンやポットに植えましょう。

第2部

脊柱側弯症の食事
- レシピ

第5章

レシピについて

本書に取り上げた115のレシピすべては、脊柱の健康を取り戻すだけでなく、全体的な体の健康と元気でいることを目的に作られています。レシピをサラダ、スープ、肉、鶏・家禽、魚介類、スナックに分けて紹介しています。あなたやあなたの家族、そして友達が、これらレシピの1つ1つにこめられた愛を満喫していただけたらと思います。

注目いただきたいもう1つの点は、それぞれのレシピに代謝タイプ毎の調整が加えてあることです。最も良い健康状態や体形のためにもご自身の代謝タイプに従うことが重要です。数は少ないですが、レシピの中には1つか2つの代謝タイプの情報しかないものもあります。もし、自分の代謝タイプに合った材料や情報が抜けている場合は、このレシピがあなたの代謝タイプに適していないということです。ですから、そのレシピを避けて下さい。代わりに、食べても良い食品で代用することをお勧めします。

これらのレシピは、厳格に従う必要はありません。調理法に慣れてくると、想像力を生かして、自分なりの工夫をしてみて下さい。

注意：このレシピは、アメリカサイズの
計量カップと計量スプーンを使用しております。
1カップ＝235 cc
大さじ1＝ 15 cc
小さじ1＝ 5 cc

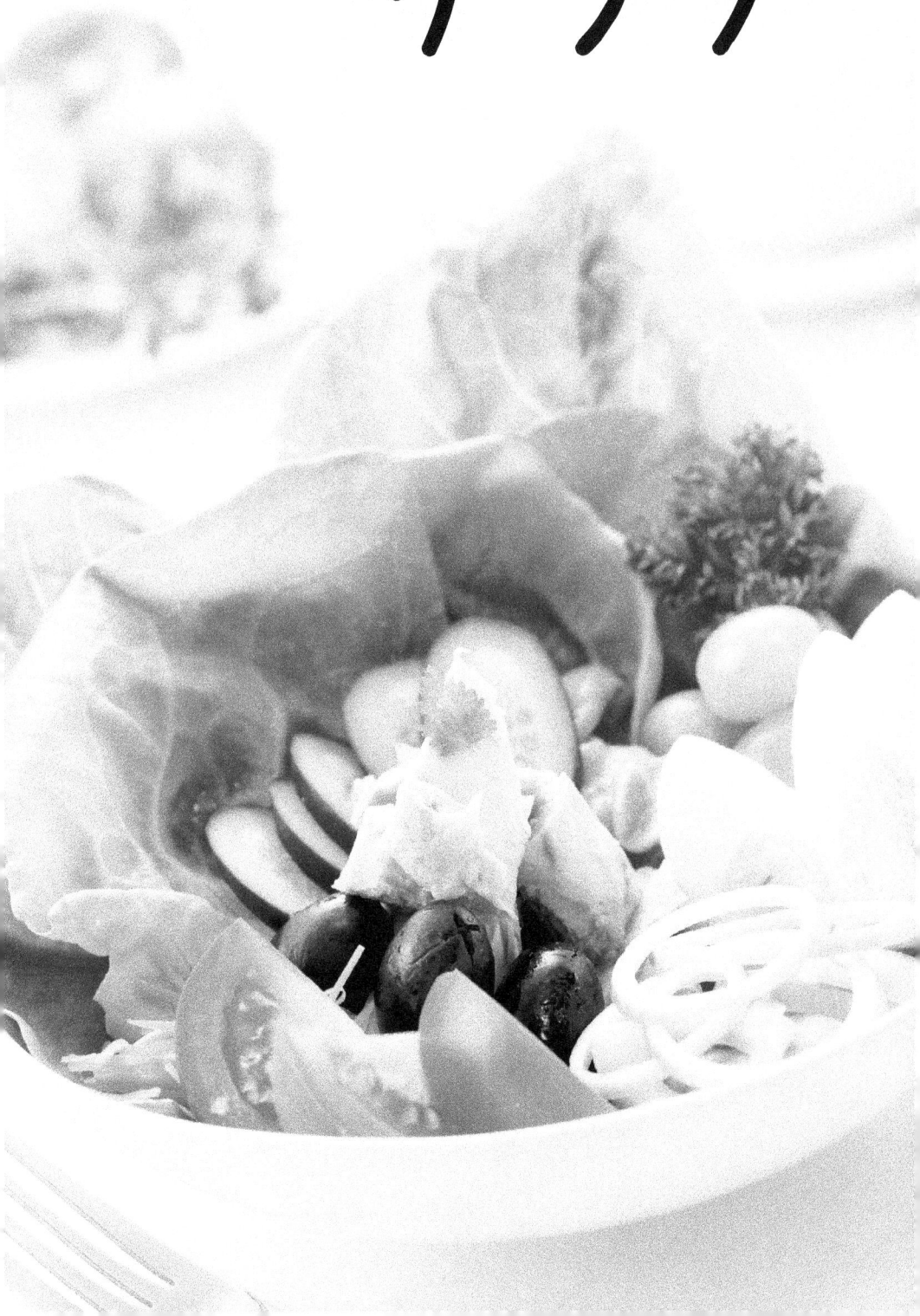

サラダ

ホタテ貝のサマーサラダ

	タンパク質タイプ	混合タイプ	炭水化物タイプ
材料	● グレープフルーツジュース　グレープフルーツ1個分 ● 有機オレンジジュース　オレンジ1個分 ● ライムジュース　ライム1個分 ● チェリートマト（半分に切る）　1パイントケース（500ccの容器に一杯分） ● コリアンダー（刻む）　手のひら1杯分 ● シーソルト（海水塩）　少々		
	● ホタテ貝　450g ● 紫タマネギ（みじん切り）　¼個 ● アボガド（ダイスに切る）　2個	● ホタテ貝 または ツナ　450g ● 紫タマネギ（みじん切り）　¼個 ● アボガド（ダイスに切る）　2個	● ツナ　450g ● 紫タマネギ（みじん切り）　½個 ● アボガド（ダイスに切る）　1個 ● 茹でたアスパラガス　カップ　1
作り方	● 中ぐらいの大きさの鍋に湯を沸かし、塩をひとつまみ入れる。 ● ホタテをよく見ると、ひげの様なものが付いているときがあります。これを引き抜いて捨ててください。ホタテ貝を沸いた湯の中に入れ、およそ5分間茹でます。 ● その間に、大きめのボールに、タマネギ、すべてのジュース、トマト、アボガド、コリアンダー、塩を入れて混ぜ合わせる。 ● 茹でたホタテ貝を加え、良く混ぜ合わせる。そのままでも良いが、冷蔵庫でホタテ貝を十分に冷やしてから食べるとより美味しい。		
栄養表示			
カロリー	256	247	234
脂質	10g	9.2g	8g
炭水化物	19g	18.4g	16g
タンパク質	24g	23.7g	22.4g
調理時間: 15分　4人分			

エビとアボガドのサラダ

	タンパク質タイプ	混合タイプ	炭水化物タイプ
材料	• ライムジュース　大さじ3; • ネギ　（みじん切り）　カップ　2/3 • コリアンダー（みじん切り）　カップ　2/3 • シーソルト（海水塩）、挽いた黒胡椒　少々		
	• 茹でて皮をむいたエビ　450g • 皮をむいて種を除いたアボガド　2個 • 皮をむいて種を除木、小さく切った洋なし　中　2個 • エキストラバージンオリーブオイル　大さじ　2	• 茹でて皮をむいたエビ または　ツナ　450g • 皮をむいて種を除いたアボガド　2個 • 皮をむいて種を除木、小さく切ったマンゴー　中　2個 • エキストラバージンオリーブオイル　大さじ　2	• ツナ　450g • 皮をむいて種を除いたアボガド　2個 • 茹でたアスパラス　カップ　1 • 皮をむいて種を除木、小さく切ったマンゴー　中　2個 • エキストラバージンオリーブオイル　大さじ　1
作り方	• 小さなボールに、ライムジュースとオリーブオイルでビネグレットを用意する。 • 塩と胡椒で味付けをしてよく混ぜ合わせて、置いておく。 • 大きなボールに、マンゴー（洋なし）、アボガド、ネギ、コリアンダー、とエビを混ぜ合わせる。ビネグレットを入れて、よく混ぜ合わせる。このサラダは、冷やした方が美味しいので、すぐに食べない場合はそれまで冷やしておく。.		

栄養表示			
カロリー	259	239	231
脂質	12g	10.6g	9.4g
炭水化物	27g	25.3g	20g
タンパク質	15g	14.6g	14.2g
調理時間：15 分　4人分			

魚介サラダ アボガドとベーコン添え

	タンパク質タイプ	混合タイプ	炭水化物タイプ
材料	<ul><li>ディル（生）（みじん切り）　大さじ　2</li><li>レモンジュース　大さじ　2</li><li>シーソルト（海水塩）と胡椒　少々</li><li>油　少々（味付け用）</li></ul>		
	<ul><li>サーモンステーキ 450g</li><li>ベーコン（炒めて小さくする）　カップ1</li><li>紫タマネギ（みじん切り）　カップ¼</li><li>アボガド（皮をむき、種を取って小さく切る）　中1個</li></ul>	<ul><li>キハダステーキ 450g</li><li>ベーコン（炒めて小さくする）　カップ½</li><li>紫タマネギ（みじん切り）　カップ¼</li><li>アボガド（皮をむき、種を取って小さく切る）　中1個</li></ul>	<ul><li>キハダステーキ 450g</li><li>ベーコン（炒めて小さくする）　カップ½</li><li>紫タマネギ（みじん切り）　カップ½</li><li>アボガド（皮をむき、種を取って小さく切る）　中½個</li><li>アスパラガス（生）（茹でる）　1本</li></ul>
作り方	<ul><li>厚手のフライパンを高温で2分ほど暖める。</li><li>キハダ または 鮭に油を塗り、軽く塩こしょうをする。</li><li>熱くなったフライパンに並べ、端が茶色になるまで焼く。ミディアムレアは、約3分、レアがお好みの場合はそれよりも焼く時間を短くする。</li><li>キハダ または 鮭を冷やし、小さなダイスに切る。</li><li>他の材料と混ぜ合わせる。</li><li>そのまま食べてもよいが、サラダ菜の上にアレンジしてもよい。</li></ul>		

栄養表示

カロリー	187	171	165
脂質	13g	11g	9.6g
炭水化物	14g	11g	8g
タンパク質	16g	15.2g	14g

調理時間: 10分　4人分

クランベリー・ツナサラダ

	タンパク質タイプ	混合タイプ	炭水化物タイプ
材料	• ツナの缶詰　1缶（340g） • マヨネーズ　カップ ¼（好みで足す）		
	• セロリの茎（みじん切り）3 本 • 紫タマネギ（みじん切り）　カップ ¼ • 乾燥カレンツ　カップ ½	• セロリの茎（みじん切り）　2 本 • 紫タマネギ（みじん切り）カップ ¼ • 乾燥クランベリー　カップ ½	• セロリの茎（みじん切り）　1 本 • キュウリ（さいの目切り）　カップ ½ • 紫タマネギ（みじん切り）　カップ ½ • 乾燥クランベリー　カップ ½
作り方	• ボールにすべての材料を混ぜ合わせる。 • 室温または冷やして食べる		
栄養表示			
カロリー	353	337	324
脂質	20g	18.9g	17g
炭水化物	8g	6.9g	5.7g
タンパク質	33g	33g	32.4g
調理時間: 10分　2人分			

タヒニ・チキンのサラダ

	タンパク質タイプ	混合タイプ	炭水化物タイプ
材料	• エキストラバージン オリーブオイル 大さじ5 • タヒニ 大さじ2 • シェリービネガー 大さじ2 • 胡麻（飾り用）		
	• フリーレンジチキン もも肉（2センチ角に切る）907g • パセリ（荒く切る）カップ1/2 • 人参（チーズおろしで削る）4本 • ラディッシュ（薄切り）4個	• フリーレンジチキン 胸肉およびもも肉（2センチ角に切る）907g • パセリ（荒く切る）カップ ½ • 人参（チーズおろしで削る）3本 • ラディッシュ（薄切り）6個	• フリーレンジチキン 胸肉（2センチ角に切る）907g • パセリ（荒く切る）カップ1 • 人参（摺下ろす チーズおろしで削る）2本 • ラディッシュ（薄切り）8個
作り方	• フリーレンジチキンに軽く塩こしょうし、大さじ2のオリーブオイルぬる。 • ブロイラー（オーブン）を高温にセットし、フリーレンジチキンを10分焼く。この間、1、2度全体を混ぜる。オーブンから出し、冷ましておく。 • 残りのオリーブオイルとタヒニ、酢を混ぜ合わせる。（ドレッシング） • 大きなボールに、フリーレンジチキンと人参、ラディッシュ、パセリを合せておく。 • 上からドレッシングをかけ、よく合わせる。胡麻を飾る。 • 室温でいただいても、冷やしていただいても良い。		

栄養表示			
カロリー	600	532	468
脂質	38.3g	25g	18g
炭水化物	7g	5.7g	4g
タンパク質	67g	63.5g	58g
調理時間：20分 4人分			

桃とチキンのサラダ

	タンパク質タイプ	混合タイプ	炭水化物タイプ
材料	・熟した桃またはネクタリン（洗って種を取り、小さく切る。皮は剥かなくてよい）　大1個 ・アーモンド（刻む）　手のひら1杯 ・濾過してないリンゴ酢（生の方がよい）　小さじ½ ・オレンジジュース（絞りたて）　大さじ2 ・カレー粉　小さじ¼－½ ・丁字（粉末）　小さじ1/8 ・飾り：有機バターレタス　数枚		
	・調理した鶏もも肉（フリーレンジ）（小さく切る）カップ1½ ・セロリ（小さく切る）カップ1 ・マヨネーズ　大さじ3 ・パセリ（生）（刻む）大さじ2	・調理した鶏胸肉ともも肉（フリーレンジ）（小さく切る）カップ1½ ・セロリ（小さく切る）カップ½ ・マヨネーズ　大さじ3 ・パセリ（生）（刻む）大さじ2	・調理した鶏胸肉（フリーレンジ）（小さく切る）カップ1½ ・キュウリ（さいの目に切る）　カップ½ ・マヨネーズ　大さじ1½ ・パセリ（生）（刻む）カップ⅓
作り方	・桃とフリーレンジチキン、セロリ、アーモンドを一緒に合わせる。 ・ドレッシングの材料を一緒にして、よくかき混ぜ、フリーレンジチキンの上にかける。 ・全体をよく合わせる。 ・有機のバターレタスに乗せて、そのまますぐに召し上がっても良いですが、食べる前に冷蔵庫で冷やしても良い。		

栄養表示

カロリー	115	109	105
脂質	1g	0.7g	0.3g
炭水化物	28.3g	25.6g	23g
タンパク質	2.9g	2.2g	1.5g
調理時間：20分　2人分			

ベーコンとブロッコリーのサラダ

	タンパク質タイプ	混合タイプ	炭水化物タイプ
材料	• ハチミツ(生)、純正メープルシロップ(グレードB)または ココナッツ/パームシュガー　大さじ3 • 濾過してないリンゴ酢(できれば生)　大さじ3 • アーモンドまたはクルミ(粗く刻む)　カップ1 • 色々なレーズンまたはドライフルーツ　カップ½ • または カットした生のフルーツ:ブドウ、サクランボ、ブルーベリーまたは、小さく切ったリンゴ(お好み)　カップ1		
	• マヨネーズ カップ1 • 調理したベーコン(一口大に切るか刻む)　15枚 • ブロッコリー(生)(小房かもっと小さく分ける)大2個 • カリフラワー(生)(小房かもっと小さく分ける)大1個	• マヨネーズ カップ1 • 調理したベーコン(一口大に切るか刻む)　10枚 • ブロッコリー(生)(小房かもっと小さく分ける)大3個	• マヨネーズ カップ½ • 調理したベーコン(一口大に切るか刻む)10枚 • ブロッコリー(生)(小房かもっと小さく分ける)大3個
作り方	• 大きめのボールにマヨネーズとハチミツ、メープルシロップ、砂糖を入れ良く混ぜる(リンゴ酢で甘酸っぱさを調整する)。 • ベーコン、ブロッコリー、カリフラワー、ナッツ、ドライフルーツを加え、ドレッシングが絡まり、均一になるまで良く混ぜ合わせる。 • 冷蔵庫または氷の上で数時間冷やすと、より風味が良くなる。		
栄養表示			
カロリー	187	172	155
脂質	8g	6.8g	5g
炭水化物	5g	4.1g	3.4g
タンパク質	7g	5.2g	4g
調理時間: 10分　4-6人分			

チミチュリ・ステーキのサラダ

	タンパク質タイプ	混合タイプ	炭水化物タイプ
材料	• シェリービネガー または 赤ワインビネガー カップ ¼ • ニンニク（皮をむく） 2 かけ • 赤唐辛子の粉 小さじ ¼ • 乾燥オレガノ 大さじ1 または オレガノ（生）カップ¼ • 牛バラステーキ 453g • サラダ用の葉野菜 両手のひらに3杯分		
	• エキストラバージンオリーブオイル カップ ¾ • イタリアンパセリ（生） 1束	• エキストラバージンオリーブオイル カップ ¾ • イタリアンパセリ（生） 1束	• エキストラバージンオリーブオイル カップ ¾ • イタリアンパセリ（生） 1束
作り方	• グリルを高温に熱する。 • ミキサーにオリーブオイル、酢、丁字、赤唐辛子、オレガノを入れ混ぜ合わせる。パセリを一握り加える • 何回か、ゴムべらか、スプーン、バターナイフでミキサーの容器や歯に付いた葉を落し、かき混ぜる。 • 最終的に、混ぜやすく滑らかになるまで混ぜる。必要であれば、塩をひとつまみ加えても良い。 • ステーキに、軽く塩こしょうする。ミディアムレアの場合は、6 分ほど両面を焼く。皿に並べて、5 分ほど置いてからスライスし、サラダに混ぜる。 • 仕上げに、サラダの上からチミチュリソースをかける。		

栄養表示			
カロリー	79	79	75
脂質	7g	7g	6.1g
炭水化物	0g	0g	0g
タンパク質	4g	4g	4g

調理時間：20 分 3人分

ポークサラダ デーツビネグレットソース

	タンパク質タイプ	混合タイプ	炭水化物タイプ
材料	• デーツ（種を取る）　4個 • レモンの皮（すり下ろす）　大1個分 • ニンニク　8かけ • シェリービネガー　大さじ1 • フェンネル　1株 • サラダ用ミックス　両手に4杯分		
	• 豚ロース 227g • エキストラバージンオリーブオイル カップ½ • アンチョビ 2枚	• 豚赤身ロース 227g • エキストラバージンオリーブオイル カップ½ • アンチョビ2枚	• 赤身豚肉　227g • エキストラバージン オリーブオイル　カップ¼
作り方	• 豚ロースを2.5センチよりも薄くスライスする。軽く塩こしょうをして、わきに置いておく。 • フードプロセッサーまたはミキサーに、デーツ、アンチョビ、レモンの皮、ニンニク、オリーブオイル、酢を入れ、均一に混ざるまでミキサー/フードプロセッサーを回す。ビネグレットは、濃く、ツブツブ感のある舌触りです。 • フェンネルの茎と葉を取り除き、株の部分を半分に切って、芯を出す。薄くスライスしておく。 • フライパンに中火でオリーブオイル大さじ2-3を熱し、フェンネルを加えて、薄く茶色に色づくまで炒める。3分ほどではシャキシャキ感があります。もう少し長く炒めると、歯触りが柔らかく、風味もマイルドになります。 • ここで、フライパンに豚肉を入れ、片面を焼いている間にビネグレット大さじ1ずつをすべての豚肉にかける。 • 3分ほど焼いて豚肉を返し、外側が茶色で、中には少しピンクが残る程度になるまで、さらに数分焼く。 • サラダ用の葉野菜を残りのビネグレットと合せ、2つの皿に分けておく。 • その上に、フェンネルと豚肉を盛りつける。		

栄養表示

	タンパク質タイプ	混合タイプ	炭水化物タイプ
カロリー	702	687	653
脂質	43g	38g	33.2g
炭水化物	45g	45g	41g
タンパク質	39g	39g	37

調理時間: 20分 2人分

エッグベネディクト・サラダ

	タンパク質タイプ	混合タイプ	炭水化物タイプ
材料	• 卵　4個 • 酢　小さじ1 • レモン汁　大さじ3 • ディジョンマスタード　小さじ1 • シーソルト（海水塩）　小さじ¼ • ほうれん草（生）または ルッコラ　1袋（約200g）		
	• ベーコンまたはプロシュットハム 8枚 • 無塩有機バター（溶かす）　カップ½（1本） • 紫タマネギ（みじん切り）　カップ 1/8	• ベーコンまたはプロシュットハム 4枚 • 無塩有機バター（溶かす）　カップ½（1本） • 紫タマネギ（みじん切り）　カップ ¼	• ベーコンまたはプロシュットハム 2枚 • 無塩有機バター（溶かす）　カップ½（1本） • 紫タマネギ（みじん切り）　カップ ¼
作り方	• ベーコンの場合、好みの方法で調理し冷ましてから小さく切る。 • プロシュットの場合、細長くちぎり、カリカリになるまで数分フライパンで炒め、置いておく。 • 鍋に8-10センチほど水と酢を入れて煮立たせる（激しくない程度）。 • カップ コーヒーカップに卵を割り入れ、湯の中にそっと卵をすべり落す。 • これを3回繰り返し、ソース鍋の中に卵が等間隔になるようにする。 • 鍋は、卵白が白く固まるまで約2分間、煮る（完全に沸騰させるのではない）。 • 網じゃくしで卵をすくい上げ、皿に移す。 • 余分な水気を拭き取る。 • レモンジュースとマスタードを合わせ、サラダにかける。		
栄養表示			
カロリー	335	304	296
脂質	19.5g	17.8g	14.2g
炭水化物	35g	30.1g	26.8g
タンパク質	45g	43g	42.3g
調理時間: 20分 4人分			

ベーコンエッグのサラダ

	タンパク質タイプ	混合タイプ	炭水化物タイプ
材料	• フリルレタス　小1個 • ロメインレタス　小3個 • エシャロット(みじん切り)　1個 • シェリービネガー　大さじ3 • マスタード　大さじ1		
	• 調理したベーコン または パンチェッタハム(小さく切る) 227g • 卵　4個	• 調理したベーコン または パンチェッタハム(小さく切る) 113g • 卵　4個	• 調理したベーコン または パンチェッタハム(小さく切る) 113g • 卵　2個
作り方	• 伝統的にフリルレタスがこの料理で使われますが、もし、口に触る場合は、ほうれん草 または ルッコラで代用できます。 • フリルレタスとロメインレタスを手でちぎり、一口サイズにしてボールに入れる。 • ベーコン/ハムをカリカリになるまでソテーする。 • 中火のままにして、エシャロットを加え、数分炒め、酢とマスタードを加える。 • かき混ぜながら、約20分煮立たせ、火から下ろしてサラダの上にかける。 • サラダは、ポーチドエッグまたは目玉焼きと一緒に出す。 • 目玉焼き：フライパンに油または有機バターを熱し、卵を割り入れ、好みの焼き具合になるまで卵を焼く。 • ポーチドエッグ：鍋に8-10センチほど水と酢を入れて煮立たせる。小さなボールかカップに卵を割り入れ、そっと湯の中に卵を落す。数分火を入れて、卵白が白くなり、卵黄が濁った色になったらすくい上げる。		

栄養表示

カロリー	306	306	291
脂質	18.9g	18.9g	16.7g
炭水化物	14.6g	14.6g	12.3g
タンパク質	19.4g	19.4g	17.9g
調理時間：10分　4人分			

ブルーベリーサラダ ベリービネグレットソース

	タンパク質タイプ	混合タイプ	炭水化物タイプ
材料	・ブルーベリー　カップ 1 ・ウォルナットオイル　カップ ¼ ・白ワインビネガー　大さじ 1 ・ハチミツ　大さじ 1 ・ラズベリー　カップ ¼ ・味付け用のシーソルト(海水塩)		
	・ほうれん草　片手4杯 ・アボガド(小さく切る) 2個 ・クルミ　カップ 1	・ルッコラ または ほうれん草　片手4杯 ・アボガド(小さく切る) 1個 ・クルミ カップ 1	・ルッコラ　片手4杯 ・キュウリ(小さく切る)　2本 ・クルミ　カップ ½
作り方	・大きめのボールにブルーベリー、ほうれん草/ルッコラ、クルミ、アボガド/キュウリを入れて、混ぜる。 ・ミキサーに、ウォルナットオイル、酢、ハチミツ、ラズベリーを入れ、滑らかになるまで混ぜる。 ・塩を加えて味を調整する。 ・サラダにラズベリーソースをかけ、よく混ぜ合わせて出す.		
栄養表示			
カロリー	229	229	200
脂質	22g	22g	18g
炭水化物	29.4	29.4g	24.15g
タンパク質	23g	23g	21g
調理時間: 15 分　2人分			

ケールとアボガドのサラダ ヘーゼルナッツ和え

	タンパク質タイプ	混合タイプ	炭水化物タイプ
材料	<ul><li>オレンジのジュース　½個(約 カップ ¼)</li><li>レモンのジュース　½個(約 大さじ 2)</li><li>ヘーゼルナッツオイル　カップ ½</li><li>ケール　1束</li><li>ヘーゼルナッツ(荒くきざむ)　カップ ½</li><li>シーソルト(海水塩)と胡椒</li></ul>		
	<ul><li>サーディン缶詰 1缶</li><li>アボガド(皮をむいて種を取り、小さく切る)　2個</li></ul>	<ul><li>サーディン缶詰 1缶</li><li>アボガド(皮をむいて種を取り、小さく切る)　1個</li></ul>	<ul><li>ツナ缶　1缶</li><li>キュウリ(皮をむいて、小さく切る)　1本</li></ul>
作り方	<ul><li>ボールにジュースと油を一緒に入れよくかき混ぜる。</li><li>ナイフで硬くかみ切れないケールの茎と葉の中心部を取り除き、葉の部分を細く切る。</li><li>ケール、アボガド、サーディン/ツナをドレッシングと合せる。</li><li>塩こしょうで味付けをする。</li><li>ヘーゼルナッツを上に飾る。</li></ul>		

栄養表示			
カロリー	561	561	556
脂質	50g	50g	47g
炭水化物	29g	29g	26g
タンパク質	9g	9g	9g

調理時間: 15 分 4人分

ナスとフェンネルのサラダ

	タンパク質タイプ	混合タイプ	炭水化物タイプ
材料	• ナス　大1本 • フェンネル（薄くスライスする）　1株 • シェリービネガー　大さじ2 • ニンニク（みじん切り）　1-2かけ • パプリカ　小さじ¼ • 塩　小さじ½ • 青ネギ　1-2本		
	• エキストラバージンオリーブオイル　カップ¼ • パセリ（みじん切り）　カップ¼	• エキストラバージンオリーブオイル　カップ¼ • パセリ（みじん切り）　カップ¼	• エキストラバージンオリーブオイル　カップ1/8 • パセリ（みじん切り）　カップ½
作り方	• ナスは、縦に¼に切る。 • 皿にのせてカバー（もう一枚の皿でも良い）をして、ナスがフォークで簡単に突き刺せる程度に柔らかくなるまで、電子レンジに6分かける。 • ナスを一口サイズに切り、ボールに入れてフェンネルと合せる。 • 小さなボールに、オリーブオイル、酢、ニンニク、パプリカ、塩を一緒に入れてよくかき混ぜる。 • ナスの上にかけ、パセリと青ネギを加えてよく混ぜ合わせる。		

栄養表示			
カロリー	97	97	98
脂質	5g	5g	5g
炭水化物	7g	7g	8g
タンパク質	14g	14g	14g
調理時間：20分　2人分			

スパイシーな海藻サラダ

	タンパク質タイプ	混合タイプ	炭水化物タイプ
材料	• 生または戻した乾燥ワカメミックス　カップ¼ • リンゴ酢 または 純米酢*　大さじ1 • 溜り醤油(小麦を使っていないもの)　小さじ1 • ハチミツ (好みで)*　小さじ1 • 唐辛子ソース(または唐辛子の粉)　少々		
	• アボガド　2個 • ごま油　大さじ4	• キュウリ　大2本 • ごま油　大さじ3	• キュウリ　大3本 • ごま油　大さじ2
作り方	• キュウリは、皮が固い場合やワックスがある場合は皮を剥く。 • キュウリ/アボガドは縦半分に切って、種と中身をスプーンですくい取り、 • それからキュウリは、"半月" になるように横にスライスする。 • 生ワカメの場合、よく洗って余分な塩気と砂を抜く。 • 乾燥ワカメの場合、精製水に浸けて戻し、よく水を切っておく。 • ワカメが大きい場合は、キッチンばさみで小さく切る。 • 残りの材料を混ぜよく撹拌する。 • キュウリ/アボガドは、水を切ったワカメ、ドレッシングと一緒に浅い皿に入れる。 • 軽く混ぜてドレッシングをよく絡める。		

栄養表示			
カロリー	209	207.6	207
脂質	3g	2.8g	2.6g
炭水化物	22g	22g	21g
タンパク質	14g	14g	14g
調理時間:10分　2人分			

エーゲ海サラダ

	タンパク質タイプ	混合タイプ	炭水化物タイプ
材料	• トマト（種を取り除いて切る）　中1個 • ピーマン（みじん切り）　カップ⅓ • 種を抜いた黒オリーブ（¼に切る）　8個 • 赤ワインビネガー　カップ¼ • オレガノ（生、粗く刻む）　大さじ1 • 塩こしょう　少々		
	• エキストラバージンオイル　大さじ6 • キュウリ（皮をむいて種を取り除き、ダイスに切る）　2本 • カリフラワーの小房　カップ2 • アンチョビ（ぶつ切り）　2枚	• エキストラバージンオイル　大さじ4 • キュウリ（皮をむいて種を取り除き、ダイスに切る）　中3本 • フェタチーズ　大さじ3	• 大さじ エキストラバージンオイル　大さじ2½ • キュウリ（皮をむいて種を取り除き、ダイスに切る）　中4本 • フェタチーズ　大さじ2
作り方	• ダイスにしたキュウリ、トマト、ピーマン、黒オリーブ、スライスしたネギをボールに入れて混ぜる。 • フェタチーズをもみほぐして上にのせ、酢とオリーブオイルをサラダの上にかける。オレガノ、塩こしょうをふる。 • 食べる前に軽く混ぜ合わせる。		

栄養表示

カロリー	173	145	100
脂質	14g	12g	7g
炭水化物	10g	8g	9g
タンパク質	5g	3g	3g
調理時間：5分　4人分			

ざく切りガーデンサラダ

	タンパク質タイプ	混合タイプ	炭水化物タイプ
材料	• パセリ（刻む）　カップ ¾ • マジョラム（生）2本/乾燥マジョラム　小さじ 1½ • エシャロット（みじん切り）　中 1 個 • クローバースプラウト　1 袋（240ｇ） • ラディッシュ（荒く切る）　4 個 • 粗挽き黒胡椒　グラインダーを2 回まわす • リキッドアミノ酸　3 スプレー（小さじ½）		
	• カリフラワー 小房 　カップ 3 • ブロッコリー小房 　カップ 1 • シードミックス 　大さじ 6 • エキストラバージンオイル　大さじ 2	• ブロッコリー 小房 　カップ 2 • カリフラワー小房 　カップ 1 • シードミックス 　大さじ 2 • エキストラバージンオイル　大さじ 2	• ブロッコリー 小房 　カップ 2 • ブロッコリーの茎 　（皮をむいて小さくダイスに切る） 　カップ 1 • パセリ　カップ 1½ • エキストラバージンオイル　大さじ1⅓ • シードミックス 　大さじ 1
作り方	• ブロッコリー/カリフラワーは、粗みじんにする。 • パセリ、マジョラム、エシャロット、スプラウト、ラディッシュ、シードミックスを大きめのボールに入れ混ぜ合わせる。 • オイルを回しかけ、胡椒とリキッドアミノ酸を振る。 • 軽く混ぜ合わせて食卓に出す。		
栄養表示			
カロリー	118	89	75
脂質	10g	7g	5g
炭水化物	6g	6g	7g
タンパク質	3g	3g	3g
調理時間：10 分　4人分			

ナスのクリームのサラダ

	タンパク質タイプ	混合タイプ	炭水化物タイプ
材料	• ナス　中ぐらいのもの　227g • シーソルト（海水塩）　小さじ1 • 鶏用シーゾニング または タイム　小さじ½ • 乾燥バジル または オレガノ　小さじ½ • ケッパー（水を切る）　小さじ2		
	• キュウリ（すり下ろしてタオルで水気を拭く）　中1本 • ほうれん草　カップ4 • サニーシード サラダドレッシング カップ¼ • 調理済みのターキー（赤身肉、さいの目に切る）カップ½	• キュウリ（すり下ろしてタオルで水気を拭く）　中1本 • レタス　大1個 • サニーシード サラダドレッシング カップ¼ • 調理済みのターキー（赤身と白身肉、さいの目に切る）　カップ½	• キュウリ（すり下ろしてタオルで水気を拭く）　中2本 • レタス　大1個 • サニーシード サラダドレッシング 大さじ1 • 調理済みのターキー（白身肉、さいの目に切る）　カップ½
作り方	• オーブンを暖める。ナスを½センチの厚みでスライスして、クッキーシートに広げて塩、鶏用シーズニング、バジルをふるっておく。 • 片面それぞれ、ナスの表面が茶色になるまで約3-4分焼き、火から下ろす。 • その間に、洗ったレタス/ほうれん草をちぎり、大きめの器に入れる。キュウリと小さく切ったターキーをサラダに加える。焼いたナスは、細かくしてケッパーとサラダに加える。 • ドレッシングをかけて軽く混ぜる。		
栄養表示			
カロリー	279	209	134
脂質	15g	10g	4g
炭水化物	13g	18g	13g
タンパク質	221g	18g	13g
調理時間：15分　2人分			

フランス風ブランチサラダ

	タンパク質タイプ	混合タイプ	炭水化物タイプ
材料	• ネギ または 青ネギ（小口切り）　中1本 • エキストラバージン オリーブオイル　大さじ1 • ディジョンマスタード　小さじ2 • 塩　小さじ¼ • 粗挽き黒胡椒　3回挽く		
	• ターキーベーコン（小さく切る）8枚 • 暖めたオランディソース（ビネグレットの代わり、大さじ1/人） • フリルレタス または カーリーエンダイブ レタス　1個 • ほうれん草　1束	• 卵　6個 • リンゴ酢　大さじ2 • フリルレタス または カーリーエンダイブ レタス　2個	• 絞りたてのレモン汁　大さじ2 • 卵　4個 • フリルレタス または カーリーエンダイブ レタス　2個
作り方	• レタスを洗い、水気を切って、食べやすい大きさに手でちぎり盛りつける皿に入れる。 • フライパンを中火で熱してターキーベーコンがカリカリになるまでソテーし、火から下ろして、サラダの上に小さく切って乗せる。 • ネギの小口切りをフライパンに入れ、1分ほどソテーして、火から下ろす。 • オリーブオイル、酢/レモン汁/オランディソース、マスタード、塩こしょうをよく混ぜ合わせ、サラダの上にかけ、軽く混ぜる。 • 中ぐらいの大きさの鍋に水を指2本分の高さの水を湧かし、酢を少し入れ、火を弱める。卵を1つずつ小さなカップに割り入れ、そっと卵を沸いた湯の中に落す。3-4分茹でる。 • サラダを取り分け、網じゃくしですくったポーチドエッグを上に載せる。		

栄養表示

カロリー	243	192	156
脂質	16g	14g	11g
炭水化物	6g	4g	4g
タンパク質	20g	13g	10g
調理時間：15分 4人分			

ギリシャ風キュウリ

	タンパク質タイプ	混合タイプ	炭水化物タイプ
材料	• シーソルト（海水塩）　小さじ ½ • セロリシード　小さじ ½ • ニンニク（みじん切り）　2 かけ • パセリフレーク または ディルウィード（ディルの葉部分）飾り用 • 赤ワインビネガー　小さじ 1		
	• カリフラワーの小房　カップ3 • サワークリーム　カップ ¼ • プレーンヨーグルト　カップ ¼	• キュウリ　中2本 • サワークリーム　カップ ¼ • プレーンヨーグルト　カップ ¼	• キュウリ　中3本 • 低脂肪ヨーグルト　カップ ¾
作り方	• キュウリは、皮をむいて種を取り、スライスし盛りつけるお皿に入れる。 • 塩、セロリシード、サワークリーム、ヨーグルト、酢、みじん切りにしたニンニクを加え、よく混ぜ合わせる。 • パセリ または ディルを振りかけて飾り、すぐに食卓に出す。.		
栄養表示			
カロリー	164	143	68
脂質	6g	5g	1g
炭水化物	23g	16g	10g
タンパク質	9g	6g	4g
調理時間:10 分　2人分			

グリルドラタトゥイユ・サラダ

	タンパク質タイプ	混合タイプ	炭水化物タイプ
材料	• ナス（1センチの薄切りにする）　227g • ズッキーニ（1センチの薄切りにする）　113g • 黄色ズッキーニ（¼に切る）　113g • 赤ピーマン（種を除いて¼に切る）　中1個 • 紫タマネギ（へたを切って、環状にスライスする）　小1個 • イタリアン/ローマ・トマト（半分に切る）　113g • ニンニク　まるごと4個		
	• エキストラバージンオリーブオイル カップ¼ • 黒オリーブ（水を切る）　1缶（113g） • ポータベラ マッシュルーム（半分に切る）中8個	• エキストラバージンオリーブオイル カップ¼ • 黒オリーブ（水を切る）　1缶（113g） • ポータベラ マッシュルーム（半分に切る）中4個	• オリーブオイル 大さじ2 • 黒オリーブ 2個/人 • ポータベラ マッシュルーム（半分に切る）中4個
作り方	• ナス、ズッキーニ、黄色ズッキーニ、ピーマン、タマネギ（輪切り）、トマト、マッシュルームにオリーブオイルを塗る。 • 野菜をガスか炭のグリル、またはオーブン（ブロイラーの設定）で透明感が出て部分的に焦げが出来るまで片面ずつ3-5分焼く。 • 少し冷まし、大きな皿か浅いボールに、野菜を大きめに切って並べる。 • ニンニクとオリーブを縦にスライスして細長く切る。オレガノと合せてサラダの上にかける。 • 少し暖かめか、室温でいただくとよい。		

栄養表示

	タンパク質タイプ	混合タイプ	炭水化物タイプ
カロリー	295	256	204
脂質	22g	17g	11g
炭水化物	24g	24g	26g
タンパク質	7g	7g	7g

調理時間：20分　4人分

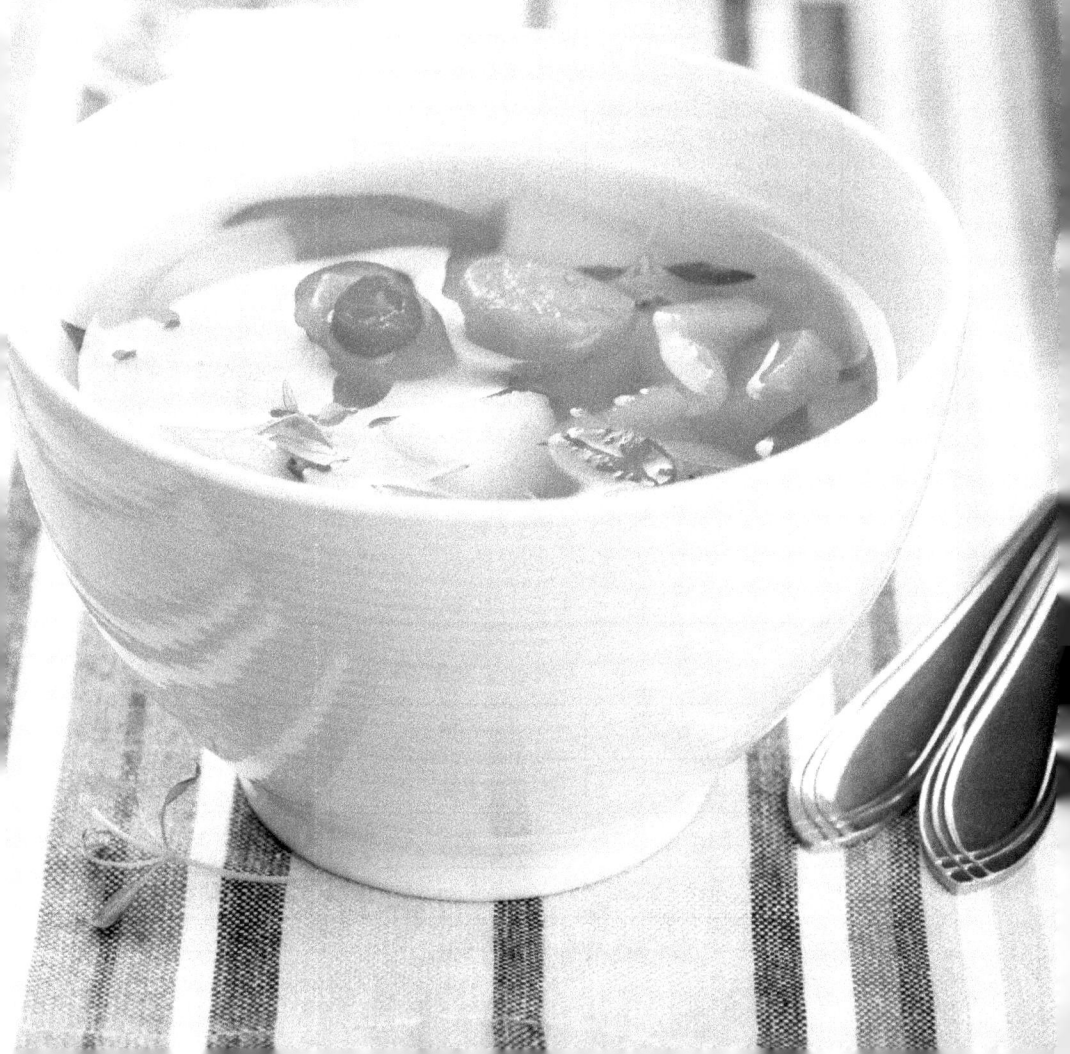

スープ

タイ風野菜スープ

	タンパク質タイプ	混合タイプ	炭水化物タイプ
材料	• 有機野菜だし(液体) 960ml • ショウガ(生)(みじん切り) 大さじ1 • ライムジュース(搾りたて) 大さじ2 • シーソルト(海水塩) 小さじ¼ • コリアンダー(みじん切り) カップ½		
	• エキストラバージンオリーブオイル 大さじ2 • タマネギ(みじん切り) ½個 • シイタケ(じくの先を切ってスライスする)カップ3 • ココナッツミルク カップ1 • ブロッコリーの頭部(小さく切る)½個 • カリフラワーの頭部(小さく切る)½個	• エキストラバージンオリーブオイル 大さじ2 • タマネギ(みじん切り) 1個 • シイタケ(じくの先を切ってスライスする)カップ2 • ココナッツミルク カップ1 • ブロッコリーの頭部(小さく切る)1個	• エキストラバージンオリーブオイル 大さじ1 • タマネギ(みじん切り) 1個 • シイタケ(じくの先を切ってスライスする)カップ1 • ココナッツミルク カップ½ • ブロッコリーの頭部(小さく切る)1個
作り方	• 大きな鍋に中火で油を熱し、タマネギを加えて炒める。タマネギが柔らかくなるまで約10分炒め、シイタケを加えて、さらに5分炒める。 • 野菜だしとココナッツミルクを加え、煮込む。 • 中火に落し、ブロッコリーとショウガを加え、ブロッコリーが鮮やかな緑になるまで 3-5 分煮込む。 • ライムジュースと塩を混ぜ入れる。 • スープをスープボールに取り分け、コリアンダーで飾り付けをする。		

栄養表示

カロリー	110	109	107
脂質	2g	1.8g	1.3g
炭水化物	23g	21g	18g
タンパク質	4g	3.8g	3.1g

調理時間: 25 分 4人分

ザワークラウトとソーセージのクリームスープ

	タンパク質タイプ	混合タイプ	炭水化物タイプ
材料	• ザワークラウト（洗って、水を切っておく）　　カップ 1 • ドライ白ワイン　　　　　　　　　　カップ ⅓ • フリーレンジチキンからのストック　　　カップ 2½ • 生クリーム　　　　　　　　　カップ ¼ • ディジョンマスタード　　　　　　　　小さじ 2		
	• ラムか豚のソーセージ（スライスする）227g • バター　大さじ 4 • タマネギ（粗みじん）　カップ ¼	• ソーセージ（豚）（スライスする）227g • バター　大さじ 2 • タマネギ（粗みじん）　カップ ½	• チキンソーセージ（スライスする）227g • バター　大さじ 1 • タマネギ（粗みじん）　カップ ½
作り方	• 深めの鍋を中火で熱し、バター大さじ1 を溶かしてソーセージが茶色に色づくまで焼く。ソーセージを鍋から取り出し、皿にのせて置いておく。 • 残りのバターとタマネギを鍋に入れ、タマネギが柔らかくなるまで炒める。 • ザワークラウトと白ワインを加え、5分間煮立たせる。 • 火を少し緩めて、チキンストック（だし汁）を入れる。蓋をしないで約10分 煮込む。 • 火から下ろし、生クリーム と マスタードを加える。ミキサーを使い、スープを少量ずつ滑らかでクリーム状にする。 • スープを鍋に戻し、ソーセージを加える。 • 塩こしょうで味を調える。		
栄養表示			
カロリー	472	473	462
脂質	30g	30.5g	26g
炭水化物	16g	16.2g	15.1g
タンパク質	19g	19g	18.7g
調理時間: 15 分　4人分			

ポーチドエッグ入り味噌汁

	タンパク質タイプ	混合タイプ	炭水化物タイプ
材料	• 卵　（ポーチドエッグにする）　大 4 個 • 豚挽肉（脂身の少ないもの）　カップ ½ • 味噌　大さじ 3-4 • 青ネギ（小口切り）　カップ ¼		
	• マッシュルーム（スライス）　カップ 1 • 干し椎茸のだし汁　カップ 3	• マッシュルーム（スライス）　カップ ½ • 干し椎茸のだし汁　カップ 3	• マッシュルーム（スライス）　カップ ½ • 昆布のだし汁　カップ 3
作り方	• だし汁を鍋に入れ、涌かす。 • 豚挽肉を炒め、スープに加えて数分煮る。 • スープを少量小さなボールに取り、味噌を溶かす。そっと溶いた味噌をスープに戻し、スープを軽く混ぜる。 • スープを火から下ろし、小口切りのネギとポーチドエッグを加える。		

栄養表示

カロリー	235	228	221
脂質	6g	5.4g	5g
炭水化物	8g	7.5g	7.2g
タンパク質	9g	8.7g	9.2g
調理時間: 15 分　4人分			

鶏足と栗のスープ

	タンパク質タイプ	混合タイプ	炭水化物タイプ
材料	• フリーレンジチキンの足（爪を切って取り除く）　20本（１０匹分） • フリーレンジチキンの骨　１羽分 • 栗　カップ１ • 赤デーツ（種を除く）　8個 • ニンニク　5かけ • シーソルト（海水塩）　少々		
	• マッシュルーム（生）（水に漬けておく）8個	• マッシュルーム（生）（水に漬けておく）5個	• パースニップ（シロニンジン）（スライスする）½本
作り方	• フリーレンジチキンの足は、黄色い皮が付いていれば、取り除き、爪を切り落とし捨てておく。 • 鍋に湯を沸かし、フリーレンジチキンの足と骨を5分ほど湯がき、取り出して洗って水を切っておく。 • スープ鍋に湯がいたフリーレンジチキンの足と骨、栗、赤デーツ、ニンニク、水を入れ、沸騰させる。火を緩め、2分ほど煮込む（少し蓋をずらして蒸気が抜けるようにする）。 • 塩で味を調える。		
栄養表示			
カロリー	98	95	95
脂質	5g	4.8g	4.8g
炭水化物	9g	8.7g	8.7g
タンパク質	3g	2.7g	2.7g
調理時間：30分　4人分			

ココナッツミルクのチキンスープ

	タンパク質タイプ	混合タイプ	炭水化物タイプ
材料	• フリーレンジチキンからのスープストック　カップ3 • レモン汁　1個分 または ライムのジュース　2個分 • ショウガ（生）（皮をむいてみじん切りか摺下ろす）　小さじ2 • レモングラス（お好みで）　75センチ • タイカレーペースト　小さじ1/8-½ または ホットソース　少々 または は 赤唐辛子フレーク（叩いて小さくする）　小さじ½ • バジルの葉（生）（粗みじんにする）4枚 または 乾燥バジル　小さじ1		
	• ココナッツミルク 1缶 • 人参（薄くスライス）　2本 • カリフラワーの頭部（小房にカットする）1本 • フリーレンジチキンのもも肉（調理済み/生、ダイスまたは　短いストリップに切る）カップ2	• ココナッツミルク 1缶 • 人参（薄くスライス）　2本 • カリフラワーの頭部（小房にカットする）1本 • フリーレンジチキンのももと胸肉（調理済み/生、ダイスまたは　短いストリップに切る）カップ2	• ココナッツミルク ½缶 • 4 ラディッシュ人参薄くスライス）4個 • カリフラワーの頭部（小房にカットする）1本 • フリーレンジチキン 胸肉（調理済み/生、ダイスまたは　短いストリップに切る）カップ2
作り方	• ココナッツミルク、フリーレンジチキンからのスープストック、レモンまたはライムのジュース、ショウガ、レモングラス（お好みで）、人参 またはラディッシュ、タイカレーのペースト または 他のホットソースを0.5-1Lの鍋に入れ、強めの中火で煮立たせる。 • 人参 または ラディッシュ少し硬いぐらいで、カリフラワー または ブロッコリーの小房を加え、火を少し弱め（中火）て、野菜がよく煮えるまで約 5-8 分煮込む。 • 鶏肉を加えて、さらに数分煮込む。 • 切ったバジルの葉を足して、塩で味を付け、辛みスパイスを加えて味を調える。。 • レモングラスを取り除き、ボールに取り分ける。 • 細かくスライスしたバジルの葉を飾る。		

栄養表示			
カロリー	348	346	332
脂質	20.7g	19.4g	18.1g
炭水化物	9.9g	9.2g	8.4g
タンパク質	25.3g	24.87g	22.1g
調理時間:15 分　4人分			

落し玉子のチキンスープ

	タンパク質タイプ	混合タイプ	炭水化物タイプ
材料	• フリーレンジのと鶏殻スープ　カップ4 • 青ネギ（千切り）　中3本 • シーソルト（海水塩）　少々		
	• フリーレンジの鶏も肉（たんざく切りにする）227g • 溶き卵　中3個 • カリフラワー（適当な大きさに切る）カップ2 • 有機バター（溶かす）大さじ2	• フリーレンジの鶏肉（たんざく切りにする）227g • 溶き卵　中3個 • ブロッコリー（適当な大きさに切る）カップ1 • キャベツ（切る）カップ1 • 有機バター（溶かす）大さじ1	• フリーレンジの鶏胸肉（たんざく切りにする）227g • 溶き卵　中2個 • ブロッコリー（適当な大きさに切る）カップ2 • 有機バター（溶かす）小さじ1
作り方	• 有機バターでフリーレンジチキンを周りが茶色になるまで約3分炒め、皿にのせて置いておく。 • フリーレンジチキンのスープストックを煮え立たない程度に火にかけ煮込む。フリーレンジチキンと生の野菜を入れ、5分程煮込む。 • 熱いスープの中に溶いた卵を糸のように回し入れ、卵に火が入るまでそっとスープをかき混ぜる。 • スープを火からおろし、青ネギを飾る。		
栄養表示			
カロリー	346.3	340	326
脂質	13.9g	12.7g	11.7g
炭水化物	39.7g	37.8g	35.6g
タンパク質	19.7g	19g	18g
調理時間:15分　4人分			

魚介のココナッツカレースープ

	タンパク質タイプ	混合タイプ	炭水化物タイプ
材料	・ カレーパウダー 小さじ 1½ ・ シーソルト（海水塩）少々		
	・ エビ（生）（皮を むいて、わたを取 る）450g ・ ほうれん草（切 る）カップ4 ・ 有機バター 大さ じ1 ・ ココナッツミルク カップ 3½	・ エビ（生）（皮をむ いて、わたを取る） 227g ・ 白身の魚 227g ・ ほうれん草（切る） カップ 3 ・ 有機バター 大さ じ1 ・ ココナッツミルク カップ 3½	・ 白身の魚　227g ・ ほうれん草（切る） カップ 2 ・ ズッキーニ（縦に 4つにスライス） カップ 2 ・ 有機バター　小 さじ 1 ・ ココナッツミルク カップ 1½
作り方	・ ミキサーで、ココナッツミルクと ほうれん草を滑らかなピューレ状に する。 ・ 深い鍋に、有機バターを熱し、エビ/魚 を2分程炒める。 ・ カレーパウダーを上から振りかけ、ココナッツミルクと ほうれん草の ピューレを加える。 ・ 煮立たせ、塩で味を調えて盛りつける。		
栄養表示			
カロリー	529	517	375
脂質	36g	36g	25g
炭水化物	10g	9.7g	9.4g
タンパク質	46g	44g	41g
調理時間:15分 3人分			

トマト味の魚介スープ

	タンパク質タイプ	混合タイプ	炭水化物タイプ
材料	• 白 または 黄タマネギ（切る）　1個 • フェンネルの株（千切り）　1株 • ニンニク（みじん切り）　4かけ • ドライな白ワイン　カップ1 • トマト（生）（切る）カップ2 または ダイストマト缶（ジュースに入ったもの）　1缶（397g） • 魚のだし または　チキンストック　カップ2½ • シーソルト（海水塩）&こしょう　少々 • バジル またはパセリ 飾り用		
	• ムール（よく擦って洗っておく）　450g • アサリ（よく擦って洗っておく）227gホタテ227g • 鮭　450g	• ムール貝（よく擦って洗っておく）450g • アサリ（よく擦って洗っておく）227g • ホタテ　227g • 白身魚（鱈 または ヒラメもよく合う）450g	• アサリ（よく擦って洗っておく）113g • ホタテ　113g • 白身魚（鱈 または ヒラメもよく合う）900g
作り方	• 溶かした有機バター または オリーブオイルで タマネギ と フェンネルを柔らかくなるまで5分ほど炒める。 • ニンニクを加え、ワインを入れて煮立つまで火にかける。 • トマトとスープストック（だし）を加えて、時々かき混ぜながら10分煮込む。 • 魚介を加え、魚介類がすべてスープに絡まるようかき混ぜる。 • アサリと ムール貝 が開くまで、約5分、蓋をして煮込む。 • 塩こしょうで味付けをして、切ったパセリ または　バジル を飾り、盛りつける。		

栄養表示

カロリー	259	254	248
脂質	5.3g	4.9g	4.2g
炭水化物	11.2g	10.96g	10.6g
タンパク質	35.5g	35.2g	35g

調理時間：30分　4人分

メキシコ風チキンスープ

	タンパク質タイプ	混合タイプ	炭水化物タイプ
材料	• サツマイモ（さいの目に切る）　カップ2 • 油　大さじ2 • ニンニク（みじん切り）　2かけ • クミンパウダー　小さじ1 • チキンストック　カップ2 • コリアンダー（粗く刻む）　カップ½ • シーソルト（海水塩）とこしょう　少々		
	• タマネギ（さいの目に切る）½個 • トマト（切る）カップ½ • 鶏もも肉（湯通ししてさいの目に切る）2枚 • アボガド（スライス）1個	• タマネギ（さいの目に切る）1個 • トマト（切る）カップ⅔ • 鶏胸肉（湯通ししてさいの目に切る）2枚 • アボガド（スライス）½個	• タマネギ（さいの目に切る）1個 • トマト（切る）カップ1½ • 鶏胸肉（湯通ししてさいの目に切る）2枚 • アボガド（スライス）½個
作り方	• 大きな鍋に、サツマイモを水から入れて沸し、10分または肉が軟らかくなるまで茹でる。水をよく切っておく。 • 大きな鍋を中火にかけ、タマネギとニンニクを入れ、油で5分またはタマネギが柔らかくなるまで7炒める。 • ターメリック、クミンを加え、2分程火を入れ、ストック、トマト、コリアンダー、サツマイモを加える。そのまま10-15分、またはサツマイモが柔らかくなるまで煮込む。 • 火から下ろし、少し冷ます。ミキサーか電気泡立て器で、スープをピューレにする。この時、水分が必要な場合は、水かストックを足してやる。鍋に戻す。 • 調理済みの鶏の胸肉をスープにいれ、再び火を入れ、鶏肉に火が通るまで、または2分ほど煮込む。塩こしょうで味付けする。 • 薄切りのアボガドを添えて、盛りつける。		
栄養表示			
カロリー	339	331	325
脂質	14g	13.5g	12.6g
炭水化物	29g	27.43g	27g
タンパク質	25g	23.8g	22.1g
調理時間：20分　4-6人分			

豚肉とトマトのスープ

	タンパク質タイプ	混合タイプ	炭水化物タイプ
材料	• 油　大さじ1 • オレガノ（みじん切り）　大さじ1 • パプリカパウダー　小さじ1 • 野菜ストック　カップ1½ • シーソルト（海水塩）＆こしょう　少々		
	• ベーコン（細かいさいの目）　5枚 • タマネギ（細かいさいの目）　1個 • ダイストマト　カップ1	• ベーコン（細かいさいの目）　2枚 • 薄切りのハム（細かいさいの目）　3枚 • タマネギ（細かいさいの目）　1個 • ダイストマト　カップ1½	• 薄切りのハム（細かいさいの目）　5枚 • タマネギ（細かいさいの目）　2個 • ダイストマト　カップ1½
作り方	• 大きめの鍋を中火で熱し、タマネギとベーコンを油で、ベーコンが薄く茶色に色ずくまで5分程炒める。 • オレガノとパプリカを加え、2分炒める。ダイストマトとスープストックを加えて蓋をして10-15分煮込む。 • 塩こしょうで味付けする。		
栄養表示			
カロリー	240	242.7	243
脂質	10g	10g	10g
炭水化物	33g	34g	34.2g
タンパク質	4g	4g	4g
調理時間：15分　2-4人分			

ミートボール入りミネステローネ

	タンパク質タイプ	混合タイプ	炭水化物タイプ
材料	• 油　大さじ1 • ニンニク(みじん切り)　3かけ • キャベツ(千切り)　¼玉 • 人参(さいの目に切る)　中2本 • ズッキーニ(さいの目に切る)　小3本 • チキンストックまたは 野菜ストック　カップ3 • セージ(みじん切り)　大さじ1 • バジル(みじん切り)　大さじ1 • メキシカン・チリパウダー　小さじ1 • こしょう(ミートボール15個用)　ひとつまみ • 挽肉(牛またはラム)　500g • 紫タマネギ(みじん切り)　小1個 • オレガノパウダー　大さじ4 • 卵　1個		
	• タマネギ(さいの目)　1個 • セロリの茎(さいの目)　3本 • ダイストマトの缶詰　1缶(400g)または トマト(さいの目)　カップ2 • マッシュルーム(さいの目)　カップ2	• タマネギ(さいの目)　1個 • セロリの茎(さいの目)　3本 • ダイストマトの缶詰　1缶(400g)または トマト(さいの目)　カップ2 • マッシュルーム(さいの目)　カップ2	• タマネギ(さいの目)　2個 • セロリの茎(さいの目)　1½本 • ダイストマトの缶詰　2缶(800g)または トマト(さいの目)　カップ4 • マッシュルーム(さいの目)　カップ1
作り方	• 大きめの鍋を中火で熱し、油でタマネギと ニンニクを茶色に色ずくまで炒める。 • キャベツ、人参、ズッキーニ、セロリ、トマト、スープストック、バジル、セージ、チリパウダー、こしょうを加え、蓋をして30分煮込む。 • マッシュルームとミートボールを加えて10分煮る。 • 取り分ける前に、5-10分さらに加熱する。		

栄養表示			
カロリー	370	368	363
脂質	15g	15g	15g
炭水化物	38g	37.2g	35g
タンパク質	20g	20g	18.6g
調理時間:25分　6-8人分			

ギリシャ風卵とレモンのスープ

	タンパク質タイプ	混合タイプ	炭水化物タイプ
材料	<ul><li>フリーレンジチキンのスープストック　1 L</li><li>オニオンパウダー　小さじ 2</li><li>シーソルト（海水塩）または ケルティック・シーソルト（海水塩）　小さじ ½</li><li>レモン汁（生）　カップ¾</li><li>乾燥オレガノリーフ　小さじ 1</li><li>パセリ（生）（刻む）　カップ ½</li></ul>		
	<ul><li>バター　大さじ 2</li><li>卵　大 4</li></ul>	<ul><li>バター　大さじ 1</li><li>卵　大 3</li></ul>	<ul><li>バター　大さじ 1</li><li>卵　大 3</li></ul>
作り方	<ul><li>大きめの鍋にスープストックとバターを入れ、中火で暖める。</li><li>オニオンパウダー、塩、レモン汁、オレガノを加えて、よく混ぜる。</li><li>たまごを小さいボールに割り入れ、泡立たないようによく撹拌する。</li><li>スープが煮立っているうちに、⅔ カップをすくい、卵の中に混ぜ入れ、卵の温度を上げる。</li><li>ゆっくりと、卵液をかき混ぜながら鍋に入れる。この時、煮立たせないように注意する。火から下ろし、ボールに取分けて、刻んだパセリを飾る。</li></ul>		
栄養表示			
カロリー	177	134	134
脂質	11g	7g	7g
炭水化物	8g	8g	8g
タンパク質	12g	12g	12g
調理時間：10分　4人分			

マッシュルームのクリームスープ

	タンパク質タイプ	混合タイプ	炭水化物タイプ
材料	• 生または 有機バター　大さじ2 • ニンニク(みじん切り)　2かけ • 青ネギ(スライス)　3本 • 乾燥タイムリーフ　小さじ2 • 溜り醤油　大さじ 2 • アロールート(葛鬱金)　大さじ2 • 蒸留水　カップ6		
	• ボタンマッシュルーム(生)(切る)1.36kg • 生 または 有機ハーフ・アンド・ハーフ・クリームまたは　ライト・ココナッツミルク　カップ⅔	• ボタンマッシュルーム(生)(切る)680g • 生 または 有機ハーフ・アンド・ハーフ・クリームまたは　ライト・ココナッツミルク　カップ½	• ボタンマッシュルーム(生)(切る)680g • ライト・ココナッツミルク　カップ½
作り方	• 大きめのフライパンでバターを強めの中火熱し、ニンニクとタマネギを1分ほど炒める。 • マッシュルーム、タイム、マジョラムリーフを加え、5分ほど炒め、マッシュルームが柔らかくなったら、溜り醤油を加え、数秒か、もう少し炒める。 • カップ　1の水にアロールートを溶かし、残りの水と一緒にフライパンに入れて水を煮立たせる。スープをよくかき混ぜながら、5-6分スープにとろみが出るまで煮る。 • 火から下ろし、ハーフ・アンド・ハーフ・クリーム(クリームとミルクが半分ずつのもの)または ココナッツミルクを加える。ミキサーにスープを入れ、「高」で滑らかでクリーム状になるまで撹拌し、スープボールに取り分ける。		
栄養表示			
カロリー	182	156	128
脂質	11g	10g	9g
炭水化物	15g	13g	11g
タンパク質	10g	8g	5g
調理時間:15分 4人分			

アーティチョーク＆アスパラガスのスープ

	タンパク質タイプ	混合タイプ	炭水化物タイプ
材料	• アーティチョーク　1缶（453g） • エシャロット 中1個 または　青ネギ（粗みじん）小 2 本 • アスパラガス（細かく切る）　1 束 • シログワイ（スライス）1 缶 • 野菜シーズニング　小さじ 1 • タラゴンリーフ（生）　大さじ 1 または　乾燥タラゴンリーフ　小さじ 1½ • 蒸留水 または　野菜ストック　カップ 3 • クレソン（手で折る）10 本		
	• マカダミアナッツ または カシューナッツの生バター　カップ ½	• マカダミアナッツ または カシューナッツの生バター　カップ ¼	• マカダミアナッツ または カシューナッツの生バター　カップ ¼
作り方	• 鍋にアーティチョークの芯からの汁を入れる。アーティチョークを細かく切って横に置いておく。 • 鍋に、バター、刻んだエシャロット または タマネギ、切ったアスパラガスを加え、煮立たない程度に 4-5 分、アスパラガスがフォークで突き刺せる硬さになるまで火を通す。 • 残りのアーティチョーク、シログワイ、野菜シーズニング、タラゴンリーフを加え、軽く火を通す。 • 水およそ カップ 2 または 野菜のストックスープを加えて火にかける。この間に、残りの水 または スープストックをナッツバターが滑らかになるまで、少しずつに加え、ナッツバター液をスープにゆっくりと混ぜ入れる。弱めの中火でスープを、よくかき混ぜながら全体に火が通るまで煮る。この時煮立たせないように注意する。 • 味を調えて、そのまま盛りつけるか、ミキサーで滑らかになるまで撹拌してボールに取り分け、クレソンを飾る。		

栄養表示

カロリー	217	198	149
脂質	12g	9g	3g
炭水化物	27g	27g	28g
タンパク質	6g	6g	5g
調理時間：10 分　4人分			

基本の野菜スープ

	タンパク質タイプ	混合タイプ	炭水化物タイプ
材料	• 有機バター　大さじ2 • ニンニク（つぶす）　中2かけ • 紫タマネギ(粗みじん切り)　カップ　½ • 乾燥タイム　小さじ1 • 乾燥マジョラム　小さじ1 • シーソルト（海水塩）　小さじ½ • 黒胡椒　小さじ½ • 野菜のだし または チキンストック または 水　カップ4 • 溜り醤油　大さじ1 • 白ワイン（お好みで）　カップ1½ • サヤエンドウ　1袋(283g) • パセリ（刻む）　カップ½		
	• セロリ　カップ2 • マッシュルーム（荒く切る）　450g • ヒレ肉、ステーキ肉（細く切る）または 鶏もも肉(小さく切る。ニンニクをソテーした後に加える) 450g	• マッシュルーム、ズッキーニ（ぶつ切り)ブロッコリーまたは 緑か赤のピーマン（ざく切り）450g • ヒレ肉、ステーキ肉（細く切る）または 鶏もも肉(小さく切る。ニンニクをソテーした後に加える) 227g	• 人参（ダイスに切る）　大1本 • ズッキーニ（ぶつ切り)ブロッコリーまたは 緑か赤のピーマン（ざく切り）　450g
作り方	• 大きめのフライパンを中火で熱する。バターを入れ、熱くなったらニンニク、切ったタマネギを入れソテーする。時々かき混ぜ、タマネギが透明になるまで 3-5分炒める。 • セロリ、人参、マッシュルーム、ハーブ、塩こしょうを加える。蓋をして、時々かき混ぜながら野菜が柔らかくなるまで 7-8分炒める。 • ストックまたは水とワインを加え、蓋をして10-20分煮込み、時間があるならしばらく置いておく。 • 溜り醤油、ワイン、サヤエンドウ、パセリを回し入れ、さらに数分煮込む。		
栄養表示			
カロリー	354	350	249
脂質	12g	12g	9g
炭水化物	30g	30g	27g
タンパク質	18g	18g	15g
調理時間：25 分　4人分			

ブレンド野菜のブロッコリースープ

	タンパク質タイプ	混合タイプ	炭水化物タイプ
材料	• 青ネギ（荒みじんにする）　中2本 • ニンニク（みじん切り）　2かけ • 乾燥バジル　大さじ1 • 野菜のだし または チキンストック　カップ4 • シーソルト（海水塩） または 昆布だし　小さじ1 • 唐辛子ソース　少々		
	• ほうれん草（刻む）　カップ4 • ブロッコリーのつぼみの部分　½本 • ココナッツオイル　大さじ1 • ココナッツミルク　カップ2	• ほうれん草、ケール、蕪の葉、コラード、スイスチャド または 色の濃い葉野菜（刻む）　カップ2 • ココナッツオイル　大さじ1 • ココナッツミルク　カップ2	• ほうれん草、ケール、蕪の葉、コラード、スイスチャド または 色の濃い葉野菜（刻む）　カップ3. • ココナッツオイル　小さじ2 • ココナッツミルク　カップ1
作り方	• 大きめのフライパンにココナッツオイルを溶かし、青ネギとニンニクが透明になるまで1-2分炒める。 • 小さく切ったブロッコリーを加えて混ぜ、中火でブロッコリーの色が鮮やかになるまでしばらく炒める。 • バジルと残りの葉野菜を加えて蓋をして3-4分 蒸し焼きにする。 • 野菜をフードプロセッサーかミキサーに写す。ミキサーの場合、2回に分けて回す。液体の材料を少し加え、野菜が滑らかになるまでよく撹拌する。 • 残りの液体と塩、赤唐辛子ソースを加え、「高」設定で滑らかになるまでミキサーで撹拌する。必要であれば、弱火で温め直す（通常は必要ありません）。		

栄養表示

カロリー	382	335	298
脂質	31g	28g	18g
炭水化物	20g	17g	26g
タンパク質	12g	11g	13g

調理時間：15分　4人分

アボガドのクリームスープ

	タンパク質タイプ	混合タイプ	炭水化物タイプ
材料	• ニンニク　1かけ • 精製水　カップ2 • 絞りたてのレモン汁　カップ½ • ベジタブルシーゾニング または 昆布、ワカメだし　大さじ1 • パセリ（生）　カップ¼		
	• 熟したアボガド（皮をむいて種を取る）　中4個 • カシューナッツ（生）または タヒニ（練り胡麻）カップ⅓と水 カップ½ を滑らかになるまで撹拌	• 熟したアボガド（皮をむいて種を取る）　中2個 • 生アスパラガス（茹でて切る）　カップ2	• 人参（さいの目に切る）　大1本 • ズッキーニ（粗く切る）とブロッコリー（荒く切る）またはカラー（赤/緑）ピーマン（荒く切る）　450g
作り方	• ミキサーかフードプロセッサーで、アボガド、ニンニク、水、レモン汁を滑らかになるまで撹拌する。 • ベジタブルシーズニングとパセリを加えてさらに1分撹拌する。サラダの付け合わせ、そのままスープやソースとして使えます。		
栄養表示			
カロリー	379	299	150
脂質	32g	27g	11g
炭水化物	22g	18g	13g
タンパク質	7g	4g	4g
調理時間：	5 minutes Servings: 4		

素早くできるフレンチオニオンスープ

材料	タンパク質タイプ	混合タイプ	炭水化物タイプ
	<ul><li>ココナッツオイル または 有機バター　大さじ2</li><li>ニンニク（みじん切り）　2かけ</li><li>乾燥タイム　大さじ1</li><li>乾燥マジョラム　小さじ2</li><li>小麦を含まない溜り醤油　カップ¼</li></ul>		
	<ul><li>チキンストック　2L</li><li>タマネギ（皮をむいて環状にスライス）　中2個</li><li>パルメザンチーズ（すり下ろす）　大さじ2</li><li>シードミックス　大さじ2</li><li>ボタンマッシュルーム（洗ってスライス）　450g</li></ul>	<ul><li>濾過した精製水、ベジタブルストックまたは フリーレンジチキンからのストック　2L</li><li>ボタンマッシュルーム（洗ってスライス）　450g</li><li>タマネギ（皮をむいて環状にスライス）　中3個</li></ul>	<ul><li>ベジタブルストック　2L</li><li>タマネギ（皮をむいて環状にスライス）　中3個</li></ul>
作り方	<ul><li>大きめのフライパンを中火で熱し、油を温め、ニンニク、タマネギを加えて、タマネギが透明になるまで数分炒める。マッシュルームを加えて、マッシュルームが柔らかくなるまで2-3分よく混ぜながら炒める。時間がある場合は、タマネギをカラメルになるまでよく炒めるとより風味が出る。</li><li>タイムとマジョラムの葉と小麦を使っていない溜り醤油　大さじ1を混ぜ合わせる。味がよくなじむように数分さらにソテーする。</li><li>水を加え、スープを沸騰させる。火を緩めて5分ほど煮込む。残りの醤油を加えて器に移す。</li><li>パルメザンチーズとシードミックスを添えて頂く。</li></ul>		
栄養表示			
カロリー	348	314	235
脂質	16g	13g	7g
炭水化物	30g	33g	35g
タンパク質	21g	19g	9g
調理時間：　　15分　　4人分			

ガスパッチョ

	タンパク質タイプ	混合タイプ	炭水化物タイプ
材料	• トマト　中6個 • キュウリ(荒く切る)　大2本 • 紫タマネギ　小1個 • ズッキーニ(荒く切る)　中1個 • ニンニク(つぶす)　中3かけ • ピーマン　中1個 • 生のハーブ：パセリ、バジル、チャイブ(刻む)　カップ ¾ • レモン汁　大さじ2 または　赤ワインビネガー　大さじ1 • シーソルト(海水塩)　または　ベジタブルシーゾニング　小さじ1 • カイエンペッパー　小さじ½ または 種を抜いたハラペーニョ　1本 • クミンシード(挽く)　小さじ1 • 野菜ストック または トマトジュース　カップ 2		
	タンパク質タイプには適していません。	• エキストラバージンオリーブオイル大さじ 2	• エキストラバージンオリーブオイル大さじ 1
作り方	• フードプロセッサーにトマト、キュウリ、タマネギ、ズッキーニ、ニンニク、ピーマンを入れ、粗みじんになるまできざみ混ぜる。 • ハーブとレモン汁、油、塩、カイエンペッパーかハラペーニョ、そしてクミンを加える。さらに数回混ぜ、スープストックかトマトジュースを混ぜ合わせる。 • 大きなボールかガラスの器に移して、冷蔵庫で1時間以上冷やす		
栄養表示			
カロリー	NA	197	167
脂質	NA	10g	6g
炭水化物	NA	25g	25g
タンパク質	NA	7g	7g
調理時間：10 分　　4 人分			

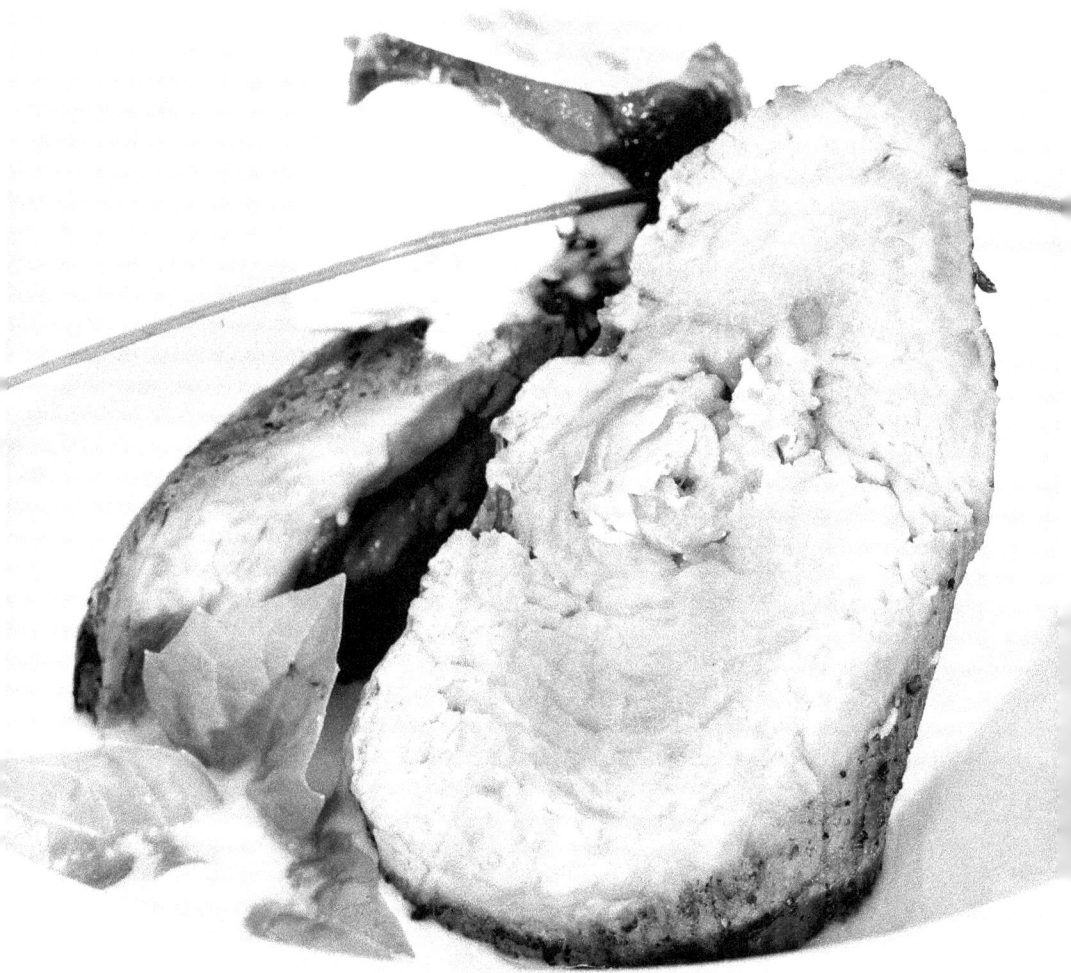

肉

ビーフ・キャセロールシチュー

	タンパク質タイプ	混合タイプ	炭水化物タイプ
材料	• 天然ビーフストック　カップ1½ • シーソルト（海水塩）　小さじ1 • 粗挽き黒胡椒　ひとつまみ • オレガノ（生）（小さくカット）　大さじ1 • 醤油　大さじ1 • ワインビネガー　小さじ1		
	• グラスフェッド牛または　バイソンの挽肉　680g • パセリ（刻む）大さじ2 • タマネギ（皮をむいて切る）　1個	• グラスフェッドの牛挽肉　450g • パセリ（刻む）　大さじ2 • タマネギ（皮をむいて切る）　2個	• グラスフェッドの牛挽肉　227g • パセリ（刻む）カップ　⅓ • タマネギ（皮をむいて切る）　2個 • 人参　4本
作り方	• 鍋に、肉とタマネギを少量（肉とタマネギがちょうど被るぐらい）のスープストックと一緒に中火で炒め煮て、肉の色が変ったら、火から下ろし、皿に取って置いておく。 • 残りの材料すべてを入れて、1時間ほど煮込み、肉を戻してよく混ぜる。		

栄養表示

カロリー	158	152	140
脂質	3.2g	3.1g	3g
炭水化物	1.5g	1.5g	1.3g
タンパク質	24g	24g	22.4g

調理時間:15 分　　4人分

朝食のハンバーグ

	タンパク質タイプ	混合タイプ	炭水化物タイプ
材料	• タマネギ (みじん切り)　¼ 個 • シーソルト (海水塩)　小さじ ¼ - ½ • 黒胡椒 または カイエンパウダー　小さじ ½ • シナモン　小さじ ¼ • オールスパイス　小さじ ¼ • ローズマリー (みじん切り)　大さじ 1		
	• グラスフェッドの牛挽肉 680g • パセリ (みじん切り)　大さじ 1	• グラスフェッドの牛挽肉　450g • パセリ (みじん切り)　大さじ 2	• グラスフェッドの牛挽肉 (脂身の少ないところ) 450g • パセリ (みじん切り)　大さじ 2
作り方	• ボールに、すべての材料を混ぜ合わせる。 • 厚さ1センチぐらいの小さなハンバーグ型を12個つくる。 • フライパンに、少量の油を強めの中火で熱し、肉を片面 3 分焼く。反対側の面を焼くときには、火を少し弱くして、すこし長めに焼き、外側はほど好く茶色になり、内側は少しピンクが残るぐらいにする。 • 作り置きして置いて、冷凍しておくと、朝に数個ずつ冷凍庫から出して、朝食や午後のスナックに使えます。		

栄養表示

	タンパク質タイプ	混合タイプ	炭水化物タイプ
カロリー	165	155	150
脂質	9g	7.2g	6g
炭水化物	1.5g	1.3g	1.25g
タンパク質	24g	24g	23.6g

調理時間:25 分　　4 人分

金糸瓜のビーフラグーソース

	タンパク質タイプ	混合タイプ	炭水化物タイプ
材料	• 赤ピーマン（焼く）　3-4 個 • バジル（生）（粗く刻む）　カップ ¼ - ½ • ニンニク（みじん切り）　3 かけ		
	• エキストラバージンオリーブオイル カップ ½ • タマネギ（みじん切り）　½ 個 • トマト　2 個 • 金糸瓜　1 個 • グラスフェッドの牛肉 または バイソンの挽肉 450 g	• エキストラバージンオリーブオイル カップ ½ • タマネギ（みじん切り）　1 個 • トマト　2 個 • 金糸瓜　1 個 • グラスフェッドの牛挽肉　450g	• エキストラバージンオリーブオイル カップ ¼ • タマネギ（みじん切り）　1 個 • トマト　3個 • 金糸瓜　1 個 • ターキーの挽肉 450g
作り方	• 焼いた赤ピーマン、バジルと半分または4分の1に切ったトマトは、フードプロセッサー か ミキサーに入れ、好みの滑らかさ（ツブツブ感を残すか、まったく滑らか）になるまで撹拌する。. • 深めの鍋に、強めの中火でオリーブオイルを熱し、タマネギを入れて、1-2 分ソテーする。それから、ニンニクとバイソンの挽肉を加える。 • 塩こしょうで、肉に味を付けて、肉が薄い茶色になったが、まだ少しピンク色が見える程度になるまで、4-5分 炒める。トマトと赤ピーマンのピューレを加える。 • 火を強くして、10分ほど煮込む。 • ソースをnいている間に、金糸瓜を半分に切り、種と糸のような果肉に取り出す。 • 半分ずつ 6-8 分電子レンジにかけ、柔らかくする。フォークで、麺のような中身を取り出し、オリーブオイル か バターに絡めておく。 • ビーフラグーをかけていただく。		

栄養表示

カロリー	161g	158.7g	154g
脂質	9.6g	9g	8.3g
炭水化物	12g	11.6g	10.1g
タンパク質	18.5g	18.5g	17g

調理時間:30 分　　4人分

牛バラの柱候醤ソース

	タンパク質タイプ	混合タイプ	炭水化物タイプ
材料	• 大根　1本 • ショウガ(スライス)　3かけ • 八角(ホール)　3個 • 青ネギ　1本 • 李錦記　柱候醤(チューホージャン)　大さじ2 • 水　2L • 醤油(ライト)　小さじ2 • オイスターソース　小さじ2		
	• 牛肩バラ(食べやすい大きさに切る)　450g	• 牛肩バラ(食べやすい大きさに切る)　450g	炭水化物タイプには適していません
作り方	• 切った牛肩バラを 沸騰した湯で3分ほど湯がく。湯から上げて、水をよく切る。 • 大根の皮をむき、食べやすい大きさに切り、置いておく。 • 中華鍋を中火で熱し、小さじ2の油でショウガと柱候醤(チューホージャン)の香りが立つまで熱する。牛肩バラを入れ、よく和える。 • 八角、氷砂糖少々とすべての材料が被るぐらいの量の水を加え、煮立たせる。すべての材料を、真空保温鍋に入れ、時間をかけて煮込む。最初に内鍋で煮え立たせてから保温ケースに入れると、上手く煮えます。 • 真空保温ポットを持っていない場合の牛肩バラを上手に煮込むには方法：30分ほど煮込み、火を止めて、15分そのまま置いておく。これを3回ほど繰り返す。 • 真空保温ポットを持っていても、いなくても牛肩バラが煮えると、もう一度火にかけ、煮え立ってから大根を加えて混ぜる。火を止めて、15分そのまま置いておき、また、火にかけ、煮立たせる。 • 調味料を加えて、ソースが好みの濃さになるようにする。 • 生のレタスを1〜2枚皿にアレンジして、牛肩バラをその上に置き、ソースを上からかける。青ネギを上に乗せる。熱いままお召し上がりください。		

栄養表示

	タンパク質タイプ	混合タイプ	炭水化物タイプ
カロリー	285	285	NA
脂質	9.1g	9.1g	NA
炭水化物	2.9g	2.9g	NA
タンパク質	43.8	43.8	NA

調理時間：60分　　4人分

牛/豚のスターフライ 黒胡椒味

	タンパク質タイプ	混合タイプ	炭水化物タイプ
材料	• ニンニク（みじん切り）　大さじ1 • 挽いた黒胡椒　小さじ1 • 油　大さじ2 • シーソルト（海水塩）　少々 • マリネ液：醤油（ライト）小さじ2、ウスターソース　小さじ1、挽いた黒胡椒　小さじ1 • 味付け：ウスターソース　大さじ1、醤油（ライト）　小さじ1、ハチミツ　小さじ1		
	• 牛ヒレ肉　300g • タマネギ　1個	• 牛ヒレ肉　300g • タマネギ　1個	• 豚ミンチ肉（脂身の少ないところ）300g • タマネギ　2個
作り方	• 牛肉をさいの目に切る。マリネ液によく浸す。タマネギをさいの目に切り、置いておく。 • 中華鍋に油を入れ、中火で熱する。タマネギを入れて、柔らかくなるまで炒め、中華鍋のサイドによせる。 • ニンニクを中華鍋の中央に入れ、火を強くして、牛肉を入れる。必要であれば、油を足して、牛肉のすべての面が薄く茶色になるまで炒める。 • すべての材料を一緒に混ぜ入れ、蓋をして蓋から蒸気が上がるまで蒸す。調味料を入れ、均一になるまで混ぜる。黒胡椒を振りかけ、塩で味を整える。 • 高温で牛肉を炒めるようにしてください。そうすることで、牛肉の表面が早く焼け、肉汁が外へ出てきません。中華鍋の温度が十分高くないと、牛肉から肉汁が出てきて、炒め物が水っぽくなります。		

栄養表示			
カロリー	202.8	200	197.5
脂質	11.1g	10.2g	9.8g
炭水化物	12.1g	12g	11.9g
タンパク質	14.9g	14.8g	14g

調理時間：15分　　4人分

豚肉と芽キャベツの炒め物

	タンパク質タイプ	混合タイプ	炭水化物タイプ
材料	• エキストラバージンオリーブオイル　カップ ¼ • 塩こしょう　少々		
	• ポークチョップ 　2枚 • アスパラガス 　450g	• ポークチョップ 　2　枚 • 芽キャベツ 　150g • アスパラガス 　113g	• ポーク（脂身の少 　ないところ）　2 　枚 • 芽キャベツ 　450g
作り方	• 芽キャベツの茎の部分を切り落とし、フードプロセッサーで細かくして、置いておく。 • 豚肉に、軽く塩こしょうをしておく。強めの中火で大さじ 2-3 の油を熱し、豚肉を入れる前に、フライパンが十分に熱くなるまで待つ。 • ポークチョップを片面 4 分ずつ茶色になるまで焼き、必要なら蓋をして、さらに 4 分程焼き、好みの焼き具合にする。 • ポークチョップを焼いている間、カップ ¼ のオリーブオイルを強めの中火で熱し、刻んだ芽キャベツが柔らかく、茶色に色づくまで、焼く10分ソテーする。 • 芽キャベツを調理中、必要であれば、さらに油を加える。 • 塩こしょうで味を付ける。		
栄養表示			
カロリー	345	345	339
脂質	17g	17g	15g
炭水化物	4g	4g	3.2g
タンパク質	42g	42	39g
調理時間：25 分　　2 人分			

豚肉のご飯無しチャーハン

	タンパク質タイプ	混合タイプ	炭水化物タイプ
材料	• 白または 黄タマネギ(千切り) 1個 • 大さじ 溜り醤油 大さじ4 • ニンニク(みじん切り) 1かけ • 冷凍ピーズ カップ1 • ネギ(粗みじん) 4本		
	• 生 または 調理済みの豚バラ肉(小さく切る) 340g • ごま 大さじ1 • ココナッツオイル 大さじ 4 • カリフラワーの花の部分(フードプロセッサーですり下ろす) 小1個 • 溶き卵 2個	• 生 または 調理済みの豚バラ肉と豚肉(脂身が少ないところ)(小さく切る) 340g • ごま 大さじ1 • ココナッツオイル 大さじ 2 • カリフラワーの花の部分(フードプロセッサーですり下ろす) 小1個 • 溶き卵 2個	• 生 または 調理済みの豚肉(脂身が少ないところ(小さく切る) 340g • ごま 大さじ1 • ココナッツオイル 大さじ 1 • ブロッコリーの花の部分(フードプロセッサーですり下ろす) 小1個 • 溶き卵 2個
作り方	• 中華鍋 または フライパンを強火で熱し、大さじ1の油を入れ、タマネギを約2分、タマネギが茶色くなるまで炒める。 • 肉と溜り醤油 大さじ1を加え、2-3分(肉が生の場合は、もっと長く)炒める。 • そのりの油とニンニク、カリフラワー/ブロッコリーを加えて、2-3分炒める。 • 卵と残りの溜り醤油を加えて、卵に火が通るまで、かき混ぜながら炒め、冷凍ピースと刻んだネギを足す。 • 1-2分さらに加熱する。		
栄養表示			
カロリー	262	256	241.7
脂質	15g	13g	10g
炭水化物	18g	16g	14g
タンパク質	26g	26g	24g
調理時間:15分 3人分			

スパイスポークと人参のグリル

	タンパク質タイプ	混合タイプ	炭水化物タイプ
材料	・ チリ パウダー　小さじ 1 ・ クミン　小さじ 1 ・ シナモン　小さじ ½ ・ シーソルト（海水塩）　小さじ ½ ・ 人参（皮をむいて縦に半分に切る）　8 本		
	・ 2.5センチの厚さのポークチョップ 2枚 ・ 有機バター　大さじ 4	・ 2.5センチの厚さのポークチョップ 2枚 ・ 有機バター　大さじ 3	・ 2.5センチの厚さの豚肉（脂身が少ないところ）2枚 ・ 有機バター　大さじ 1½
作り方	・ グリルを強めの中火で熱する。 ・ バターを溶かし、スパイス類と塩を混ぜ入れる。バターの半分を人参の上にかけ、手で、混ぜながら人参にバター液をよく絡める。 ・ 残りのバターを刷毛でポークチョップの両面に塗り付ける。. ・ 強火でポークチョップ と 人参 を、両面 5 分ずつ炒め、炭火の場合は直火から外し、グリルの場合は火を中火にしてさらに 3 分ほど蓋をして炒める。 ・ この時点で、人参はかなり柔らかくなっているので、火から下ろせるはずですが、豚肉は、さらに数分焼く必要があります。 ・ 豚肉 と 人参にシーソルト（海水塩）で味付けをして仕上げる。		

栄養表示

	タンパク質タイプ	混合タイプ	炭水化物タイプ
カロリー	437	402	387
脂質	29g	26g	22g
炭水化物	20g	19.1g	17g
タンパク質	26g	26	25.6g

調理時間：25 分　　2 人分

豚肉と蕪のハッシュ

	タンパク質タイプ	混合タイプ	炭水化物タイプ
材料	<ul><li>白 または 黄タマネギ（みじん切り）　½ 個</li><li>ラディッシュ (ラディッシュが約 10 個)(粗みじん)　大きめの1 束</li><li>ビーフ または　チキンストック　カップ ½</li><li>パセリ(みじん切り)　カップ ¼</li><li>シーソルト（海水塩）＆こしょう　少々</li></ul>		
	<ul><li>調理済みのポークチョップ（小さく切る）　カップ 2-3</li><li>有機バター、ベーコンの脂 または エキストラバージン オリーブオイル　大さじ 3</li></ul>	<ul><li>調理済みのポークチョップ と 豚肉（脂身が少ないところ）(小さく切る))　カップ 2-3</li><li>有機バター、ベーコンの脂 または エキストラバージン オリーブオイル　大さじ 2</li></ul>	<ul><li>調理済みの豚肉(脂身が少ないところ）(小さく切る)　カップ 2-3</li><li>有機バター、ベーコンの脂 または エキストラバージン オリーブオイル　大さじ 1</li></ul>
作り方	<ul><li>フライパンに中火で脂を熱し、タマネギ と ラディッシュを入れて、5 分ほど炒める。</li><li>豚肉 と スープストックを加え、水分が蒸発するまで 5 分程煮込む。</li><li>パセリを飾る。</li><li>塩こしょうで味付けをする。</li></ul>		
栄養表示			
カロリー	547	512	493
脂質	31g	28.4g	26g
炭水化物	4g	3.6g	3.1g
タンパク質	59g	57g	56g
調理時間:20 分	2 人分		

四川ナス

	タンパク質タイプ	混合タイプ	炭水化物タイプ
材料	<ul><li>大長なす　680g</li><li>エキストラバージン オリーブオイル　大さじ 2</li><li>チキンストック　カップ 3/4</li><li>ハチミツ　小さじ 2</li><li>醤油　小さじ ½</li><li>豆板醤　大さじ ½〜1½</li><li>カホクザンショウ (挽く、お好みですが、ないと伝統的な味ではなくなる)　小さじ 2</li><li>生ショウガ (おろす)　小さじ 3</li><li>ニンニク (みじん切り)　5 かけ</li><li>中国黒酢 または リンゴ酢　小さじ 2</li><li>ネギ (粗みじん)　4 本</li><li>コリアンダー (飾り用)</li></ul>		
	<ul><li>25mmの厚さのポークチョップ　3 枚</li></ul>	<ul><li>25mmの厚さのポークチョップ　2 枚</li></ul>	<ul><li>25mmの豚肉 (脂身が少ないところ)　1 枚</li></ul>
作り方	<ul><li>ナスを縦に4つに切り、バトン状にして、置いておく。</li><li>小さなボールに、チキンストック、ハチミツ、醤油を混ぜ合わせ、置いておく。</li><li>別のボールに、豆板醤、ニンニク、ショウガ、カホクザンショウを混ぜ合わせて置いておく。</li><li>3つめのボールに、ネギと酢を混ぜ合わせ、置いておく。</li><li>中華鍋か大きなフライパンに、油を入れ、強めの中火で煙が出る直前まで熱する。</li><li>ナスを入れて炒め、各面を数秒ずつ、皮の表面に気泡ができるまで焼く。</li><li>豆板醤、ニンニク、ショウガ、カホクザンショウを加え、香りが立つまで 30 秒ほど炒める。</li><li>チキンストックの混合液を入れ、火を弱めの中火にして、90 秒煮る。</li><li>ネギと酢の液を加え、15 秒火にかけ、強い味を少し飛ばす。</li><li>コリアンダーを飾り、ポークチョップの上にかける。</li></ul>		

栄養表示			
カロリー	294	254	194
脂質	7.8g	9.52g	8.0g
炭水化物	23g	23g	23g
タンパク質	39.0g	26.2g	14.2g
調理時間:10 分　　2-4 人分			

ラム肉のギリシャ風サラダ

	タンパク質タイプ	混合タイプ	炭水化物タイプ
材料	• ギリシャのハーブ類：ディル、ミント、オレガノ、パセリ(みじん切り) カップ ½ • シーソルト(海水塩)　少々 • ロメインレタス(みじん切り)　2個 • カラマタ または　その他のギリシャオリーブ(種を抜いたもの)　カップ 1 • レモンジュース　カップ ¼ • エキストラバージンオリーブオイル　カップ ½		
	• ラムの挽肉 450g • キュウリ(スライス)　大1本または　小2-4本 • トマト(ざく切り) 1個	• ラムの挽肉 450g • キュウリ(スライス)　大1本または　小2-4個 • トマト(ざく切り) 1-2個	• ラムの挽肉(脂身の少ないところ) 227g • キュウリ(スライス)　大1本または　小2-4個 • トマト(ざく切り) 1-2個
作り方	• ラムの挽肉 と ハーブを 6-8分、または火が通るまでソテーする。 • 塩を加えて味付けする。 • 肉をレタス、トマト、キュウリ、オリーブに混ぜ入れる。 • レモンジュース と オリーブオイルを一緒にかき混ぜて、サラダの上にかける。		
栄養表示			
カロリー	283	275	220
脂質	10g	10g	5g
炭水化物	16g	16g	16g
タンパク質	28g	28g	14g

調理時間:20分　　3人分

ビーフと野菜のピビンバ風

	タンパク質タイプ	混合タイプ	炭水化物タイプ
材料	・ ニンニク(みじん切り)　4かけ ・ 溜り醤油　カップ ½ ・ 純米酢　大さじ 2 ・ トーストしたごま油　カップ ¼ ・ 人参(すり下ろすか、千切りにする)　2本 ・ 冷凍ほうれん草　カップ 1 または ほうれん草(生)　手のひら2杯分 ・ サーロインステーキ または 牛バラ ステーキ(薄くスライスする)　227g ・ 卵　2個 ・ 飾り、お好みで:のり(たんざく切り)　1枚、軽くローストしたごま　大さじ 1、刻んだネギ　3本分		
	・ 生シイタケ(スライス)　5枚 ・ カリフラワー(すりおろす)　カップ 2	・ 生シイタケ(スライス)　3枚 ・ カリフラワー(すりおろす)　カップ 2	・ 生シイタケ(スライス)　2枚 ・ ブロッコリー(すりおろす)　カップ 2
作り方	・ ニンニク、溜り醤油、酢、ごま油を一緒に混ぜ合わせておく(マリネ液)。 ・ 牛肉 と マッシュルームを別々のボールに入れ、マリネ液を半分ずつそれぞれのボールに入れる。 ・ すりおろしたカリフラワーを柔らかくなるまで、2-4分電子レンジにかける。これを2つのどんぶりに分けて入れておく。 ・ 中華鍋 または 大きめのフライパンに、大さじ 1 の油 (ごま油、ココナッツオイル または オリーブオイル)を熱し、すべての材料を別々に炒め、炒め終わると、カリフラワーの入った2つのどんぶりに半分ずつ入れるようにする。この時、必要に応じて油を足す。 ・ 人参は、数分だけ、薄く茶色になるまで炒め、フライパンから出しておく。 ・ ほうれん草は、温かくなるまで、火を通し、フライパンから出しておく。 ・ 卵は、白身が固まり、黄味が好みの固さになるまで火を通し、フライパンから出しておく。卵は、黄味が固まっていれば、スライスしても良いですし、そのままでも良いです。 ・ 牛肉:先ず、火を強火にし、フライパンに油を足しておく。牛肉をマリネ液から取り出し(マリネ液は後で使うので置いておく)、火が完全に通るまで 3-5 分炒め、フライパンから出しておく。 ・ マッシュルームは、柔らかくなるまで炒め、フライパンから出しておく。 ・ 肉のマリネ液をフライパンに戻し、煮立つまで、3 分間煮立つまで、火を入れる。 ・ 煮立ったマリネ液を、2つのどんぶりに上から半分ずつかける。P ・ お好みで、のり、ごま、ネギを飾る。		
栄養表示			
カロリー	515	509	501
脂質	5.5g	5.3g	5.1g
炭水化物	97g	94g	92.3g
タンパク質	17.9g	17.5g	17g
調理時間:30分　2人分			

鹿肉のシチュー

	タンパク質タイプ	混合タイプ	炭水化物タイプ
材料	• 紫タマネギ　中1個 • タイム　小さじ2 • シナモンパウダー　小さじ1 • オレンジピール（白いところを含まずにおろす）　小さじ1 • 天然ビーフストック　カップ3 • クランベリー（生）　カップ½ • シーソルト（海水塩）＆こしょう　少々		
	• 鹿肉（シチュー用）　900g • ココナッツオイルまたはバター　大さじ3 • コーラルビ（皮をむいて切る）中3個 • セロリの茎（斜めに切る）　6本	• 鹿肉（シチュー用）　680g • ココナッツオイルまたはバター　大さじ2 • 3コーラルビ（皮をむいて切る）中3個 • セロリの茎（斜めに切る）　3本	• 鹿肉（シチュー用）　680g • ココナッツオイルまたはバター　小さじ1½ • コーラルビ（皮をむいて切る）　中3個 • キャベツ（刻む）カップ3 • セロリの茎（斜めに切る）　3本
作り方	• 塩こしょうで鹿肉に味付けをする。 • 大きなスープ鍋 または 陶器のダッチオーブンを中火にかけ、ココナッツオイルで、タマネギ と セロリをタマネギが透明になるまで炒める。野菜を鍋から取り出し、置いておく。 • 鹿肉を加え、茶色に色づき、肉汁が閉じ込められるまで強火で焼く。タイムの葉、シナモン、オレンジピールを加え、均一になるまでかき混ぜる。クランベリー と コーラルビ、焼いた野菜、スープストックを加える。 • スープがぐつぐつ煮え立つまで、火にかける。蓋をして、弱めの中火で鹿肉が柔らかくなるか、45-50分煮込む。		
栄養表示			
カロリー	380	384	322
脂質	9g	8g	4g
炭水化物	15g	48	48g
タンパク質	57g	30	21g
調理時間：15分　　6人分			

ビーフミートボール マッシュルームソース

	タンパク質タイプ	混合タイプ	炭水化物タイプ
材料	・ オニオンフレーク　小さじ 1 ・ パセリ(みじん切り)　大さじ 2 ・ タイム　小さじ 2 ・ 全卵　中 1 個 ・ タマネギ(みじん切り)　小 ½ 個 ・ 豆の粉 または アロールート(葛鬱金) または　きな粉　大さじ 2 ・ 蒸留水　カップ 2 ・ 溜り醤油　大さじ 1 ・ アンゴスチュラ・ビターズ (Angostura bitters) または　ウスターソース　小さじ ½		
	・ グラスフェッドの牛挽肉　450 g ・ マッシュルーム(スライス)　340g ・ ココナッツオイル　大さじ 2 ・ クレームフレーシュ または　サワークリーム　カップ ¼	・ グラスフェッドの牛挽肉　450g ・ マッシュルーム(スライス)　227gコ ・ ココナッツオイル　大さじ 2 ・ クレームフレーシュ または　サワークリーム　カップ ¼	・ グラスフェッドの牛挽肉 (脂身の少ないところ)　450g ・ マッシュルーム(スライス)　227g ・ ココナッツオイル　大さじ 1
作り方	・ ダチョウの挽肉に、オニオンフレーク、パセリ、小さじ 1 のタイムと全卵を混ぜ合わせ、2.5-3.5 センチのミートボールを作る。 ・ 中ぐらいの大きさのフライパンを強めの中火で熱し、ココナッツオイルを溶かす。タマネギとミートボール、タイム小さじ 1 を入れて、肉の表面がすべて茶色になるまで 2 分ほど素早くソテーする。マッシュルームとのコチのタイムを入れて、さらに ½ 分ほどソテーする。 ・ 粉を加えて、全体に絡まるように混ぜる。20-30 秒炒めて、湯を回し入れ、よくかき混ぜながら、とろみが出るまでよく煮詰める。火からおろし、醤油、ビターズ、サワークリームを入れて、軽く混て、盛りつける。		

栄養表示			
カロリー	428	342	270
脂質	33g	23g	15g
炭水化物	7g	7g	6g
タンパク質	26g	28g	28g
調理時間:15 分　　4 人分			

ビーフ・スターフライ

	タンパク質タイプ	混合タイプ	炭水化物タイプ
材料	• ニンニク(スライス)　中2かけ • ショウガ(スライス)　2.5センチ • リーク(洗って小口切りにする)　小1本 • 白菜(千切り)　カップ4 • 白マッシュルーム(半分に切る)　227g • 赤ピーマン(縦に細く切る)　中1個 • サヤエンドウ(生)(斜め半分に切る)　1袋/283g • 溜り醤油　大さじ1		
	• グラスフェッド牛サーロインステーキ(4センチ角に切る)450g • ココナッツオイル大さじ2	• グラスフェッド牛サーロインステーキ または ストリップステーキ(4センチ角に切る)450g • ココナッツオイル大さじ2	• グラスフェッド牛フィレ肉または ストリップステーキ(4センチ角に切る)340g • ココナッツオイル大さじ1l
作り方	• スライスしたニンニク、ショウガ、リークをしんなりするまで炒める。 • 肉を加え、1-2分ソテーし、肉を鍋から取り出しアルミホイルなどでカバーしておく。生姜のスライスも、鍋から取り出す。 • 白菜とマッシュルームを加え、白菜がしんなりするまで炒める。赤ピーマンの細切り、サヤエンドウを加え、1-2分炒める。炒めた肉を戻して、皿に盛りつける。		
栄養表示			
カロリー	338	300	221
脂質	19g	12g	7g
炭水化物	12g	11g	11g
タンパク質	32g	38g	29g
調理時間:15分　　4人分			

ハーブ風味のステーキ

	タンパク質タイプ	混合タイプ	炭水化物タイプ
材料	• ココナッツオイル　小さじ2 • ディジョンマスタード　大さじ2 • 調理済み/おろしたわさび　小さじ2 • 乾燥タイムリーフ　小さじ2 • 挽いたセロリシード　小さじ1 • オニオンパウダー　小さじ1 • 海水塩の粗塩 または ケルティックソルト　小さじ1 • 挽き立ての黒胡椒　小さじ½		
	• グラスフェッド牛　トップサーロインステーキ 450g	• グラスフェッド牛　トップサーロインステーキ 450g	• グラスフェッド 牛 ストリップステーキ　450g
作り方	• 調理の少なくとも半時間前には、肉を冷蔵庫から出しておく。ローストの温度にオーブンを設定し、予熱する。熱源から15センチ離れた高さに、オーブンラックを用意しておく。 • ステーキの両面にココナッツオイルを塗る。ディジョンマスタードとわさびを合せて、肉の両面に塗る。軽く油を塗ったブロイラー用の天板にステーキを並べる。 • 小さなカップに、タイム、セロリ、オニオンパウダー、塩こしょうを混ぜ合わせる。合せた調味料を半分に分け、肉の各サイドに同じ量になるように振りかける。 • ステーキを、両サイドそれぞれ、トップが茶色になるまで、または 3-4分ずつローストする。オーブンから出し、盛りつけ用のさらにのせ、1分ほど置いておく。 • スライスして、食卓へ出す。		

栄養表示			
カロリー	315	254	176
脂質	18g	14g	6g
炭水化物	2g	2g	2g
タンパク質	35g	28g	27g
調理時間:10分　　5人分			

ハーブレモンのラムチョップ

	タンパク質タイプ	混合タイプ	炭水化物タイプ
材料	• レモンピール (削る、白いところを含まない) 小さじ 1 / レモンペッパー調味料 小さじ ½ • 乾燥ローズマリー (粉にする) 小さじ ½ • 乾燥オレガノ 小さじ 1 • 乾燥タラゴン 小さじ 1 • レモンジュース 大さじ 3 • 溜り醤油 大さじ 1		
	• ラムショルダー・チョップ 6 枚	• ラムショルダー・チョップ 4 枚	• 鶏胸肉 4 枚
作り方	• 強めの中火で、大きめのフライパンを熱し、ラムチョップ/鶏胸肉を両面が茶色に色づくまで炒める。 • 小さなボールに、レモンピール、ハーブ、レモンジュース、溜り醤油を一緒に合わせておく。ラムチョップ/鶏胸肉の上から、回しかけ、弱めの中火で肉が軟らかくなるまで、20-25 分煮込む。 • このソースは、シーズニング「ペースト」としても、またはラムロインをローストする時のペーストとしても使えます。この場合、大さじ 1 に減らしてペースト状にします。これを、ロインチョップ/胸肉に広げて、サイド毎に肉の厚みにで加減しながら、3-4 分ぐらい焼くだけです。ここでは焼きすぎないことです。		
栄養表示			
カロリー	423	317	245
脂質	29g	21g	12g
炭水化物	2g	2g	1.3g
タンパク質	37g	28g	24g
調理時間：10 分 4 人分			

わさびバッファローバーグ

材料	タンパク質タイプ	混合タイプ	炭水化物タイプ
	• 調理済みわさび 大さじ 2 • 野菜シーズニング 小さじ ½ • 挽き立て黒胡椒 3-4 回挽く		
	• バイソン または バッファローの挽肉 566g	• バイソン または バッファローの挽肉 450g	• ダチョウの挽肉 450g
作り方	• 挽肉と他の材料を合せ、よくこねてハンバーグ状に成形する。 • オーブン または グリルで焼くか、キャストアイロンのフライパンを熱くして、強めの中火で片面 3-4 分ずつ、色が茶色に変るまで焼く。 • 焼きすぎないでください。 • 焼きたてを盛りつける		
栄養表示			
カロリー	322	259	172
脂質	23g	18g	11g
炭水化物	1g	1g	0.5g
タンパク質	27g	21g	17g
調理時間：10 分　　4 人分			

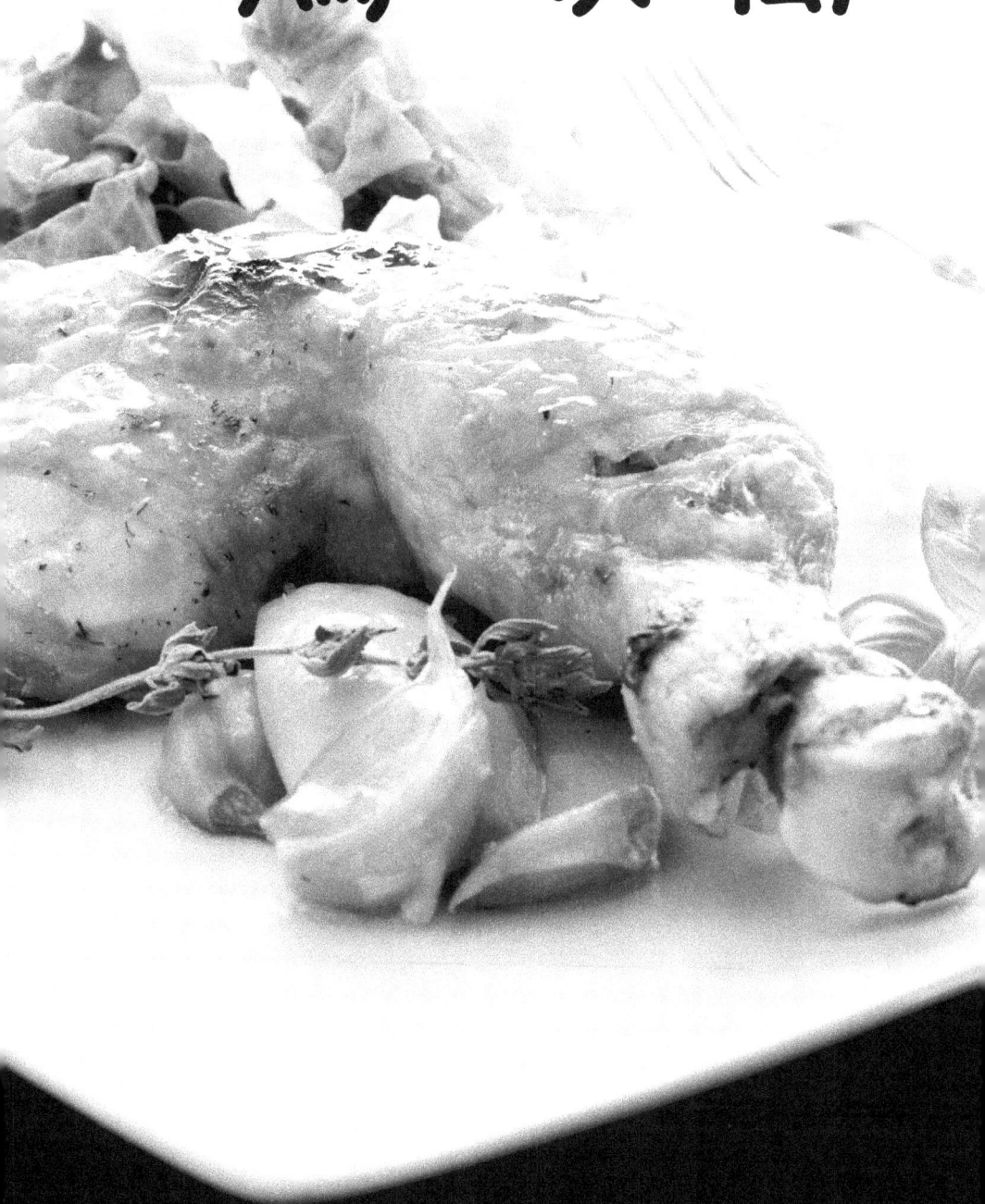

鶏・家禽

クロックポットのターキーシチュー

	タンパク質タイプ	混合タイプ	炭水化物タイプ
材料	• リーク（スライス）　中2本 • タイム　小さじ2 • オレガノリーフ　小さじ2 • 野菜シーズニング（あれば、スパイク社 か Mrs. Dash）小さじ1 • 人参（刻む）中1本 • シナモンスティック　1本 • 水 または　フリーレンジ チキンストック　カップ2 • レンズ豆 または 緑豆もやし　カップ1		
	• セロリの茎,（細かく切る）4本 • コーラルビ（皮をむいて角切り）カップ1 • ターキー肉（もも肉 または 上もも肉）907g • トマト缶 454g	• セロリの茎（細かく切る）2本 • かぼちゃ（皮をむいて角切り）カップ1 • ターキー（肉だけ）907g • トマト缶 454g	• セロリの茎,（細かく切る）2本 • かぼちゃ（皮をむいて角切り）カップ1 • ターキー 胸肉 450g • トマト缶 793g • 調理時間が1時間短くなります
作り方	• ターキーをスライスし、皮を下にして、クロックポットに入れる。鶏肉から油が出てくるまで、クラックポットの設定を「高」で調理する。ターキーをひっくり返し、リークとセロリを入れる。混ぜて、タイム、オレガノ、野菜シーズニングを加える。野菜が透明になるまで炒める。 • かぼちゃ、人参、シナモンスティック、トマト、水 または チキンストックを加え、蓋をして「中」の設定なら 2-3 時間、「低」の設定なら 6-8 時間煮込む。 • 盛りつける数分前に、レンズ豆 または 緑豆もやしを加え、シナモンスティックを取り出す。温かいうちにお召し上がりください。		
栄養表示			
カロリー	284	252	254
脂質	10g	9g	4g
炭水化物	24g	25g	44g
タンパク質	25g	21g	15g
調理時間：15分　　4人分			

パリパリチキンサラダ/キャセロール

	タンパク質タイプ	混合タイプ	炭水化物タイプ
材料	<ul><li>青ネギ(刻む)　大さじ2</li><li>ヒカマ(皮をむいてマッチ大の短冊に切る)　カップ1</li><li>レモンジュース　小さじ2</li><li>シーソルト(海水塩)　小さじ½</li><li>黒胡椒(挽き立て)　小さじ½</li><li>アンゴスチュラ・ビターズ (Angostura bitters) (お好みで)　3　滴</li><li>レタス または ほうれん草(お好みで)</li></ul>		
	<ul><li>残り物の調理済みの鶏肉 (赤身の肉)　カップ4</li><li>セロリ(細かく切る)　カップ3</li><li>クルミ(細かく切る)　カップ⅓</li><li>マヨネーズ　カップ⅔</li></ul>	<ul><li>残り物の調理済みの鶏肉　カップ3</li><li>セロリ(細かく切る)　カップ2</li><li>クルミ(細かく切る)　カップ¼</li><li>マヨネーズ　カップ⅔</li></ul>	<ul><li>残り物の調理済みの鶏肉 (白身の肉)　カップ2</li><li>セロリ(細かく切る)　カップ2</li><li>クルミ(細かく切る)　大さじ2</li><li>パセリ (できあがりの上にのせる)　大さじ2</li><li>マヨネーズ　カップ⅓と 低脂肪ヨーグルト　カップ⅓</li></ul>
作り方	<ul><li>大きなボール または 油を薄く塗ったキャセロール皿に、すべての材料を入れ、均一になるまでよく混ぜる。</li><li>サラダの場合:冷蔵庫で冷やすか、そのままレタスやほうれん草(リーフ)の上にのせて出す。</li><li>キャセロールの場合: 上の準備でキャセロール皿を使います。オーブンを180℃に予熱する。チキンの上に、大さじ1のごま塩 または　パルメザンチーズを散りばめる。中が温かくなるまで、15-18分焼く。</li></ul>		
栄養表示			
カロリー	260	197	170
脂質	14g	10g	7g
炭水化物	6g	5g	9g
タンパク質	27g	22g	22g
調理時間:10分　　5人分			

基本のローストチキン

	タンパク質タイプ	混合タイプ	炭水化物タイプ
材料	• 生 または 有機バター（柔らかくする）　大さじ1 • ニンニク（みじん切り）　中1かけ • シーソルト（海水塩）　小さじ¾ • 挽き立て黒胡椒　4-5回挽く • タイム　小さじ2		
	• ロースト用チキン（食べる時に鶏もも肉など赤身を選ぶ）2.7-3.6kg	• ロースト用チキン（食べる時に赤みと白身肉を半分ずつ選ぶ）2.7-3.6kg	• ロースト用チキン（食べる時に鶏胸肉など白身肉を選ぶ）2.7-3.6kg
作り方	• オーブンを180℃に予熱し、鶏肉を洗って内側の脂の部分を取る。 • 小さめのボールに、バター、みじん切りのニンニク、塩、こしょう、タイムリーフを混ぜ合わせ、このペーストを鶏肉の外側に塗り付ける。胸を下にして、ロースト用の天板にのせる。 • 蓋をせずに、何回も肉汁をかけながら、約1時間半（1パウンド：453gにつき1時間が目安です）ローストする。30分間は、焼き色を付けるために鶏肉をひっくり返して（胸が上に向くようにして）焼く。 • 足が簡単に引きちぎれ、肉汁が赤くなくなったら、オーブンから出し、カバーをして、5-10分置いておきます。お好みで、天板のジュー肉汁を小鍋に取り、グレービーを作ります。アロールート大さじ1½を2カップの水に溶かし肉汁に入れて煮詰めます。 • 鶏肉を切り分けるか、スライスして盛りつけ、グレービーと一緒に出す。食べる前に皮を取る。残りの鶏肉は、骨を取り除き、冷蔵または冷凍庫で保存して、1週間以内に食べます。		
栄養表示			
カロリー	232	215	196
脂質	11g	8g	5g
炭水化物	0g	0g	0g
タンパク質	31g	33g	35g
調理時間:75分　　10人分			

クラシック・カーネルBBQチキン

	タンパク質タイプ	混合タイプ	炭水化物タイプ
材料	• 鶏　赤身の部分 5枚 • カーネルチキン BBQ ソース　カップ 2	• 若鶏（半身）　4枚 • カーネルチキン BBQ ソース　カップ 1½	• 鶏　白身の部分 3枚 • カーネルチキン BBQ ソース　カップ 1
作り方	<td colspan="3">• 若鶏をBBQ ソースにつけ、時々ひっくり返しながら8 時間マリネする。 • グリルか、ブロイラーを予熱する。グリルの方が適しています。何回も、たくさんBBQソースをかけながら焼く。この時、鶏肉を定期的にひっくり返しながら焼く。肉が柔らかく、うっすらと茶色になるまで焼く。外のグリルの場合、1時間半ぐらい焼く。 • 鶏肉を、食事の量に合わせて、鶏肉（半身）をそれぞれ、2-3 人分に切り分ける。若鶏の半身 4枚は、大食いの人がいない限り、8-10 人分になります。 • ブロイラー/オーブンでも調理できます。この場合、調理時間を減らしてください。グリルで焼くと味が違います。残りは、（あれば）冷蔵しておくと、美味しく食べられます。</td>		

栄養表示			
カロリー	275	260	239
脂質	16g	13g	10g
炭水化物	1g	1g	1g
タンパク質	31g	33g	35g
調理時間：95分	8-10 人分		

チキン・ピカタ

	タンパク質タイプ	混合タイプ	炭水化物タイプ
材料	• 皮なしアーモンドパウダー　カップ ½ • ケルティック・シーソルト(海水塩)　小さじ ½ • 無塩のオールパーパスシーズニング　小さじ ½ • グレープシードオイル　大さじ 5 • レモンジュース　カップ ¼ • チキンストック　カップ 1 • 塩漬けケッパー　カップ ¼ • パセリ(生)(刻む)　カップ ¼		
	• 鶏もも肉　680g • エキストラバージン　オリーブオイル　大さじ 5	• 鶏胸肉ともも肉 680g • エキストラバージン オリーブオイル 大さじ 5	• 鶏胸肉 680) • エキストラバージン オリーブオイル 大さじ
作り方	• 鶏胸肉は、横半分に切り広げる(ちょうちょのように)。まだ、大きいようであれば、半分に切った後に、もう一度半分に切ってもよい。 • 2 枚のクッキングペーパーの間に、鶏肉を置き、重いフライパンで叩き、6ミリの厚さに広げる。 • 粉、塩、シーズニングを混ぜ合わせておく。 • 鶏肉を水で洗い、合せた粉が鶏肉を覆うようによくをまぶす。 • 大きめのフライパンに、オリーブオイル と グレープシードオイル 大さじ 2 を入れ、強めの中火で熱する。鶏肉の半分を入れ、両サイドが、キツネ色になるまで　片面 3 分ずつよく焼く。 • フライパンから皿に写し、残りの鶏肉を焼き、皿にのせておく。 • ソースを用意している間、鶏肉をのせた皿を温めたオーブンに入れておくとよい。 • レモンジュース、チキンストック、ケッパーをフライパンに入れ、金属のヘラで底にこびりついたカスを取り除く。 • ソースが半分の量になるまで煮詰め、残りのグレープシードオイル 大さじ 3 をかき混ぜながら加える。 • 鶏肉を盛りつけた上にソースをかけ、パセリをふる。		

栄養表示			
カロリー	284	225	190
脂質	14g	11g	7g
炭水化物	8g	8g	8g
タンパク質	28g	26g	30g
調理時間:30分　4-6 人分			

チキン・スター・フライ

	タンパク質タイプ	混合タイプ	炭水化物タイプ
材料	• ニンニク（みじん切り）　5かけ • 魚醤　大さじ4 • ライムジュース（生）　大さじ4½ • チキンストック　カップ½ • 青ネギ（みじん切り）　4-5本 • ブロッコリースロー　340g • 人参（短冊に切る）　中3本		
	• 鶏赤身肉（3.5センチの角切り）907g • ココナッツオイル　大さじ5 • パセリ（生）（刻む）　大さじ3	• 鶏肉（3.5センチの角切り）　907g • ココナッツオイル　大さじ4 • パセリ（生）（刻む）　大さじ5	• 鶏白身肉（3.5センチの角切り）907g • ココナッツオイル　大さじ2 • パセリ（生）（刻む）　大さじ5
作り方	• 中華鍋 または 陶器の厚手の鍋を強めの中火で熱し、ココナッツオイルでニンニクを香りが立つまで炒める。 • 鶏肉を加え、薄く茶色に色づくまで、3分ほど炒める。 • 魚醤とライムジュース、チキンストックを加える。鶏肉に火が通るまで、5-8分煮え立たせる。 • ブロッコリースローと人参を加え、煮崩れない程度に柔らかくなるまで炒める。 • 青ネギ と パセリを飾る。		
栄養表示			
カロリー	314	293	284
脂質	9.8g	7g	4g
炭水化物	29g	29g	27g
タンパク質	30g	28g	26g
調理時間：15分　　3人分			

ケフィア入りマッシュルームオムレツ

	タンパク質タイプ	混合タイプ	炭水化物タイプ
材料	• ケフィア　大さじ2 • チェダーチーズ（味付け用）　少々 • シーソルト（海水塩）　少々 • 黒胡椒　ひとつまみ		
	• エキストラバージン オリーブオイル または　有機バター　大さじ2 • 卵　6個 • マッシュルーム　4-5個	• エキストラバージン オリーブオイル または　有機バター　大さじ2 • 卵　5個 • マッシュルーム　2-3個	• エキストラバージン オリーブオイル または　有機バター　大さじ1 • 卵　4個 • マッシュルーム　2個
作り方	• 卵とケフィアを2つのボールに分けて混ぜておく。両方のボールに塩、こしょうをする。1つのボールが1人分。 • マッシュルームを薄くスライスし、バターまたはオリーブオイルで黄金色になるま強火でで炒める。 • 卵とケフィアの液を加える前に、火を弱め、中火にしておく。卵とケフィアの液をフライパンに均一に流し入れる。 • オムレツが固まり始めたが、表面に生の卵が見える状態で、チェダーチーズをのせる。フライパンを火から外し、フライパンの柄を持ってオムレツを揺すり、フライパンから引きはがす。フォークか、スパチュラで上に重ねるようにして、少し巻く。 • 温かいうちに食べてください。		
栄養表示			
カロリー	311	300g	290
脂質	26g	23g	15g
炭水化物	5g	5g	3g
タンパク質	15g	15g	11g
調理時間:6分	2人分		

オレンジ・オリーブ・チキン

	タンパク質タイプ	混合タイプ	炭水化物タイプ
材料	• パプリカ　小さじ2 • ニンニク(みじん切り)　2かけ • シェリービネガー　大さじ2 • オレンジ　1 • パセリ(みじん切り)　カップ ¼ • 種を抜いた黒オリーブ (モロッコ産油付け または ギリシャ産カラマタ)　カップ ½ • 乾燥赤ピーマンのフレーク　小さじ ¼		
	• 鶏もも肉(2.5センチの角切り)　450－680g • エキストラバージン オリーブオイル　大さじ4	• 鶏胸肉ともも肉(2.5センチの角切り)450－680g • エキストラバージン オリーブオイル　大さじ4	• 鶏胸肉(2.5センチの角切り)　450－680g • エキストラバージン オリーブオイル　大さじ2
作り方	• パプリカ、ニンニク、オリーブオイル、酢を混ぜ合わせる。 • 鶏肉に軽く塩をふる。上で用意したビネグレットの半分を鶏肉にかける。 • ブロイラーの「高」の設定で、10-12分、鶏肉ができるまで焼く。 • 鶏肉を焼いている間、オレンジの皮をむいて、白い部分(内果皮)を出来るだけ取り除く。オレンジの各房を半分か 1/3 に切る。 • 盛りつけ用のボールに、オレンジ、パセリ、オリーブ、赤ピーマンのフレークを混ぜておく。 • 調理済みの鶏肉を加え、残りのビネグレットを上から垂らす。軽く全体を絡めるように混ぜる。 • 冷やして食べてもよいですし、室温でも美味しくいただけます。		

栄養表示

カロリー	340	296	225
脂質	22g	18g	13g
炭水化物	6g	5g	3g
タンパク質	53g	40g	35g

調理時間:20分　　4人分

卵とリークのバター炒め

	タンパク質タイプ	混合タイプ	炭水化物タイプ
材料	• ケフィア　大さじ2 • チェダーチーズ (味付け用)　少々 • シーソルト (海水塩) と 黒胡椒　ひとつまみ • リーク　大2本 または 中3本		
	• 卵　8個 • 調理済みベーコン (小さく切る) 2-4枚 • 有機バター　大さじ3	• 卵　6個 • 調理済みベーコン (小さく切る) 2-4枚 • 有機バター　大さじ2	• 卵　4個 • 調理済みハム (小さく切る)　1-2枚 • 有機バター　大さじ1
作り方	• リークの濃い緑色の部分を切り落とし、薄いみろり色と白い部分を、縦半分の長さににに切る。リークをよく水で洗い。横方向に千切りにする。 • フライパンに大さじ2のバターを入れ、弱めの中火で溶かし、リークを数分ソテーする。蓋をして、8-10分リークがくずれそうなぐらい柔らかくなるまで蒸し焼きにする。 • この時、火は弱火を保ち、時々かき混ぜる。少し、茶色になるぐらいはよいが、リークが柔らかくなればよい。 • リークを調理している間、卵に大さじ1のクリーム、ひとつまみの塩こしょうを混ぜ合わせておく。 • 残りの大さじ1のバターを弱火でフライパンに熱し、卵を入れる。火を弱火に保ち、卵が茶色になって硬くならないようにかき混ぜ続けます。 • 卵に火が通り、でもまだ柔らかく少しとろりとした状態で、火からおろし2つの皿に分けて置いておく。 • 残りの大さじ2のクリームをリークに混ぜ入れ、必要であれば、塩で味付けする。リークをスプーンですくい、スクランブルエッグにかけて、刻んだベーコン/ハムを飾る。		

栄養表示

カロリー	350	330	312
脂質	29g	27	22g
炭水化物	10g	8g	6g
タンパク質	17g	17g	15g
調理時間:15分　　2人分			

フェンネルとオリーブのオムレツ

	タンパク質タイプ	混合タイプ	炭水化物タイプ
材料	• フェンネル (千切り) (葉を取り除く) 1株 • ニンニク 2-3 かけ • バジル (生) (みじん切り) カップ ½ • 種を取ったオリーブ カップ ½ • シーソルト (海水塩) 少々 • フェタ または ゴートチーズ (お好みで)		
	• エキストラバージン オリーブオイル 大さじ 4 • トマト (刻む) 2個 • 溶き卵 8個	• エキストラバージン オリーブオイル 大さじ 4 • トマト (刻む) 2個 • 溶き卵 6個	• エキストラバージン オリーブオイル 大さじ 2 • トマト (刻む) 3個 • 溶き卵 4個
作り方	• フライパンに 2 大さじのオリーブオイルを強めの中火で熱し、フェンネルを入れ、薄く色づくまで炒める。 • ニンニクとトマトを加え、さらに 5 分炒める。 • ボールに移し、オリーブオイル、バジルと混ぜ合わせる。塩で味付けする。 • フライパンに残りのオリーブオイルを熱し、溶いた卵の半分を入れる。 • 卵に火がとおる間、フライ返しでオムレツの端を持ち上げ、フライパンを傾けて火が通っていない卵が流れて、フライパンに広がり、火が通るようにする。 • 3 分程火を入れて、卵がほとんど固まったら、炒めたトマトの半分を卵野方側にのせる。 • フライ返しを使って、もう片側の卵を上にのせるように重ねる。 • さらに 1 分程火を入れて、皿に移す。 • もう1つオムレツを作る。		
栄養表示			
カロリー	285	274	260
脂質	20g	18g	15g
炭水化物	8g	6.5g	5g
タンパク質	16g	15g	13g
調理時間：20分 2 人分			

朝食ブリート

	タンパク質タイプ	混合タイプ	炭水化物タイプ
材料	• 刻んだグリーンチリ(缶詰)　カップ¼ • コリアンダー(みじん切り)　カップ¼ • 調理済みの肉 (細切りにしたステーキ、牛挽肉 または　裂いた鶏肉)　カップ¼ • アボガド(くし形 または　ぶつ切り)　1個 • 付け合わせ:ホットソース または サルサ(お好みで)		
	• 卵(白身と黄身を分ける)　6個 • タマネギ(みじん切り)　½個 • トマト,(みじん切り)　1個 • 赤ピーマン(短冊に切る)　½個	• 卵(白身と黄身を分ける)　4個 • タマネギ(みじん切り)　½個 • トマト,(みじん切り)　1-2個 • 赤ピーマン(短冊に切る)　1個	• 卵(白身と黄身を分ける)　3個 • タマネギ(みじん切り)　1個 • トマト,(みじん切り)　2個 • 赤ピーマン(短冊に切る)　1個
作り方	• 卵白をかき混ぜる。 • 10-インチのフライパンに薄く油を引いて熱する。白身の半分をフライパンに入れ、フライパンを回すようにして白身を薄く均一に広げる。 • 30分程焼き、フライパンに蓋をして、さらに1分焼く。 • ゴムのフライ返しを使って、卵をフライパンからはがし、卵白の「トルティーヤ」を皿にのせる。 • 残りの卵白でもう1枚作る。 • フライパンに、油を熱し、タマネギを1分程炒め、トマトとグリーンチリ、赤唐辛子、コリアンダー、肉を入れて炒める。 • 卵黄をかき混ぜ、フライパンに流し込み、具と一緒にスクランブルにする。 • 最後にアボガドを加え、スプーンで半量を卵白のトルティーヤの上にのせる。 • トルティーヤ(卵白)をブリートのように巻き、ホットソースかサルサを添えて出す。		
栄養表示			
カロリー	254	238	220
脂質	6g	5g	4g
炭水化物	22g	22g	20g
タンパク質	30g	30g	15g
調理時間:25分　　2人分			

カリフラワーの「アロス・コン・ポーヨ」

	タンパク質タイプ	混合タイプ	炭水化物タイプ
材料	• エキストラバージン オリーブオイル 大さじ 1 • ハラペーニョ,(みじん切り) 1 • ニンニク(みじん切り) 2 かけ • ダイストマト缶 1缶(411g) • チキンストック カップ 1 • サフラン 小さじ ½ • クミン 小さじ 1 • シーソルト(海水塩) 小さじ 1 • カリフラワー(すり下ろす)1 株 • 冷凍グリーンピース カップ 2		
	• 骨なし鶏もも肉(小さな角切りまたは 短冊に切る 0.9-1.1kg • タマネギ(みじん切り) ½ 個 • 緑ピーマン(刻むまたは 千切り) ½ 個 • 赤ピーマン(刻むまたは 千切り) ½ 個	• 骨なし鶏胸肉とも肉(小さな角切りまたは 短冊に切る) 0.9-1.1kg • タマネギ(みじん切り) 1 個 • 緑ピーマン(刻むまたは 千切り) 1 個 • 赤ピーマン(刻むまたは 千切り) 1 個	• 骨なし鶏胸肉(小さな角切りまたは 短冊に切る) 0.9-1.1kg • タマネギ(みじん切り) 1 個 • 緑ピーマン(刻むまたは 千切り) 1 個 • 赤ピーマン(刻むまたは 千切り) 1 個
作り方	• フードプロセッサーが有るなら、タマネギやハラペーニョ、ニンニク、カラーピーマンを一緒に千切りができ、時間をセーブできます。カリフラワーを削るのも、フードプロセッサーを使うのが最も簡単です。 • 深いソース鍋に油を入れ、強めの中火で熱し、鶏肉を入れる。4-6 分、鶏肉がきれいなきつね色に変るまで炒める。 • 必要なら油を足して、タマネギ、ニンニク、ハラペーニョ、カラーペッパーを数分炒める。 • トマト缶 とそのジュース、スープストック、サフラン、クミン、塩、カリフラワーを加え、よく混ぜ合わせる。 • 蓋をして、10 分間ぐつぐつと煮込み、グリーンピースを入れ、さらに数分煮込む		
栄養表示			
カロリー	257	249	238
脂質	10g	9.5g	8g
炭水化物	28g	25g	20g
タンパク質	13g	13g	15g
調理時間:30分 4 人分			

チリ＆ガーリックチキンの串焼き

	タンパク質タイプ	混合タイプ	炭水化物タイプ
材料	• 木の串（30分ほど冷たい水につけておく）　6本 • エキストラバージン オリーブオイル　大さじ2 • 赤唐辛子（種を抜いてみじん切りにする）　小さじ1 • ニンニク（みじん切り）　4かけ • レモンジュース　大さじ6		
	• 鶏もも肉（細かく切る）　2枚	• 鶏胸肉（細かく切る）2枚 • 鶏もも肉（細かく切る）2枚	• 鶏胸肉（細かく切る）　2枚
作り方	• ファンの回るオーブンを180℃に予熱 または BBQグリルを高温に熱する。 • チリペッパーとニンニクのソース：小さなボールに、油、チリペッパー、ニンニク、レモンジュースを合せる。そのまましばらく置いておく。 • 小さく切った鶏肉を串に通し、クッキングペーパーを敷いたオーブントレーにのせておく。チリペッパーとニンニクのソースを鶏肉の上からかけ、鶏肉によく絡める。 • 串をオーブンに入れて、鶏肉がよく焼けるまで、30-40分焼きく。BBQグリルの場合は、片面5-6分ずつ焼く。		
栄養表示			
カロリー	153	149	145
脂質	2.5g	2g	1.4g
炭水化物	7g	6.8g	6.4g
タンパク質	27g	27g	26.5g
調理時間：45分　　2人分			

チキンラーブガイ

	タンパク質タイプ	混合タイプ	炭水化物タイプ
材料	・ 油　大さじ1 ・ 唐辛子(刻む)　1本 ・ ニンニク(みじん切り)　1かけ ・ チキンストック　カップ1 ・ 赤カレーペースト　小さじ½ ・ 魚醤　小さじ2 または シーソルト(海水塩)　小さじ1 ・ レモンジュース　大さじ4 ・ ミントの葉,(みじん切り)　カップ½ ・ コリアンダー(みじん切り)　1束 ・ 紫タマネギ(千切り)　1個		
	・ 鶏もも肉　3枚	・ 鶏胸肉　2枚 ・ 鶏もも肉　1枚	・ 鶏胸肉　3枚
作り方	・ 鶏肉をフードプロセッサーで挽肉にする。 ・ 大きめのフライパンに油を強めの中火で熱し、チリペッパーとニンニクを入れ、1分炒める。とrい挽肉を加え、よく混ぜながら、大きな固まりが残らないように火を通す。 ・ チキンストックを加え、8-10分、水分が肉に染み込むまで煮込む。カレーペースト、レモンジュース、魚醤(またはシーソルト)を加え、さらに2-3分煮込む。 ・ 火からおろし、ミント、コリアンダー、タマネギを加え、よく混ぜる。 ・ 蓋をしてさらに2 分ほど蒸らし、取り分ける。		
栄養表示			
カロリー	171	165	156
脂質	3g	2.2g	1.5g
炭水化物	12g	12g	10g
タンパク質	25g	25g	25g
調理時間:20分　3人分			

チキンのヘーゼルナッツシュニッツェル

	タンパク質タイプ	混合タイプ	炭水化物タイプ
材料	• 刻んだヘーゼルナッツ　カップ ⅔ • シーソルト（海水塩）少々		
	• 鶏もも肉　2枚 • 卵（溶く）　2個	• 鶏胸肉　1枚 • 鶏もも肉　1枚 • 卵（溶く）　1個	• 鶏胸肉　2枚 • 卵（溶く）　1個
作り方	• ファンの回るオーブンを180℃に予熱する。 • 鶏滑肉 または もも肉をクッキングシートの間に挟む。麺棒を使って、鶏肉を厚さ1センチに叩いて伸ばす。 • 溶いた卵を中ぐらいの大きさのボールに入れ、ヘーゼルナッツの粉を大きな皿に入れておく。鶏肉を卵液に浸けてよくコーティングし、ヘーゼルナッツの粉を均一にまぶす。 • 鶏肉を、ベーキングシートを敷いた天板に並べ、オーブンで30-40分、または鶏肉の中まで火が通るまで焼く。 • サラダや蒸した野菜と一緒にいただくと良い。		
栄養表示			
カロリー	150	146	142
脂質	3.1g	2.3g	1.2g
炭水化物	19.3g	17.3g	15.7g
タンパク質	14.8g	13.5g	11.5g
調理時間：50分　　2人分			

チキンサティ チリ&コリアンダー風味

	タンパク質タイプ	混合タイプ	炭水化物タイプ
材料	<ul><li>木の串（30分ほど冷たい水につけておく）　6本</li><li>マリネ液：</li><li>エキストラバージン オリーブオイル　大さじ1</li><li>レモンジュース　カップ¼</li><li>タマネギ（刻む）　1個</li><li>ニンニク　2かけ</li><li>コリアンダーの葉（生）　カップ1</li><li>ターメリック（粉）　大さじ1</li><li>唐辛子（フレーク）　大さじ1</li><li>ガラムマサラ　大さじ1</li><li>コリアンダーシード（粉）　大さじ1</li></ul>		
	• 鶏もも肉（ダイスに切る）　2枚	• 鶏胸肉（ダイスに切る）　1枚 • 鶏もも肉（ダイスに切る）　1枚	• 鶏胸肉（ダイスに切る）　2枚
作り方	<ul><li>オリーブオイル、レモンジュース、タマネギ、ニンニク、コリアンダー、ターメリック、ガラムマサラ、コリアンダーシードをフードプロセッサーに入れ、ハイスピードでよく撹拌し、滑らかな口触りのマリネ液にする。</li><li>鶏肉を串に通し、皿にのせて上からマリネ液をかけ、鶏肉に良くなじませる。ラップをして、冷蔵庫に入れ1-2時間休ませる。</li><li>ファンの回るオーブンを180℃に予熱する。</li><li>クッキングペーパーを敷いたオーブントレーにのせて、マリネ液をブラシで塗る。鶏肉をオーブンに入れ、20-30分、鶏肉の中まで火が通るまで焼く。</li></ul>		
栄養表示			
カロリー	190	183.5	175
脂質	7g	5.2g	4g
炭水化物	8g	8g	7g
タンパク質	23g	21.3g	20g

調理時間：120分　　2人分

カリビアン風焼き鳥

	タンパク質タイプ	混合タイプ	炭水化物タイプ
材料	• カリビアンジャーク・シーズニング　大さじ6 　• ニンニク(みじん切り)または オニオンパウダー　大さじ6 　• タマネギ(みじん切り)　大さじ6 　• 乾燥タマネギ(みじん切り) または　オニオンパウダー　大さじ6 　• オールスパイス　大さじ2 　• 乾燥粉末チポトレ(ハラペーニョの燻製)または　赤唐辛子　大さじ1 　• ハンガリーパプリカ　2 　• ステビアプラス/ 他の甘味料　1袋 　• 乾燥のサトウキビジュース　大さじ1 　• タイムの葉　大さじ2 　• シナモンパウダー　大さじ2 　• ナツメグパウダー　小さじ2 　• ハバネラパウダー　小さじ1½ 　• 粉末レモンゼスト または レモンの皮(白い部分は加えない)　2個分 　• 密封容器に入れて、冷蔵庫で保存すると1ヶ月持ちます		
	• 若鶏半身(赤身の部分)2枚 • ココナッツオイル または 有機生バター　大さじ1	• 若鶏半身(白身肉と赤身肉)2枚 • ココナッツオイル または 有機生バター　大さじ1	• 若鶏半身(白身の部分)2枚 • ココナッツオイル または 有機生バター　大さじ½
作り方	• グリル または ブロイラーを予熱しておく。 • 若鶏の半身に軽く、油を塗り、カリビアンジャーク・シーズニングを全体にこすりつける。 • ブロイラーかグリルで、定期的にひっくり返しながら、鶏肉が軟らかくなるまで約1〜1時間半焼く。		
栄養表示			
カロリー	232	215	196
脂質	11g	8g	5g
炭水化物	0G	0g	0G
タンパク質	31g	33g	35g
調理時間:90分　　5人分			

簡単ターキー・カツレツ

	タンパク質タイプ	混合タイプ	炭水化物タイプ
材料	• シーソルト（海水塩）または ケルティック・シーソルト　小さじ 1¼ • 挽き立ての黒胡椒　4-6 挽き • レモンジュース　カップ ¼ • 生のローズマリー（刻む）小さじ 4 または 乾燥ローズマリー（つぶす）小さじ 2		
	• グリーンオリーブ（半分にスライス）大さじ 3 • 骨なしフリーレンジターキー もも肉　566g • 有機生バター または ココナッツオイル　小さじ 4	• グリーンオリーブ（半分にスライス）大さじ 2 • 骨なしフリーレンジターキー もも肉　566g • バター または ココナッツオイル　小さじ 4	• ケッパー　小さじ 2 • 骨なしフリーレンジターキー胸肉　450g • バター または ココナッツオイル　小さじ 2
作り方	• 骨なしターキーをワックスペーパーの間に挟み、麺棒か肉叩きで厚さが1.3ミリになるまで叩いて延ばす。塩胡椒をふっておく。 • 大きめのフライパンを強めの中火で熱し、バターとターキーカツレツを素早く入れて炒める。時々、ターキーを返しながら、焦げ色が付くまで 1 分ほど炒める。 • ローズマリーで風味を付け、レモンジュース と オリーブを加える。さらに数分カツレツを焼き、皿に移す。 • フライパンに焦げ付いたターキーのくずと余分な油を取り除き、肉を焼いた後の汁を、全体が大さじ2 杯ぐらいになるまで煮詰める。カツレツの上に回しかけ、熱いうちにいただく。		

栄養表示			
カロリー	387	275	210
脂質	15g	13g	6g
炭水化物	5g	4g	4g
タンパク質	50g	36g	30g
調理時間：10分　　4 人分			

チキンのグリル・シーザー風

	タンパク質タイプ	混合タイプ	炭水化物タイプ
材料	• 野菜シーズニング（スパイク または Mrs. Dash）　小さじ ½ • 挽き立ての黒胡椒　小さじ ½		
	• 地鶏（もも肉）1.8kg • ほうれん草（ちぎる）　カップ 4 • セロリ（刻む）カップ 2 • シーザーサラダ・ドレッシング　カップ ¼ • 削ったパルメザンチーズ または　ロマノチーズ　カップ ¼ • ケッパー　大さじ 1	• 地鶏（胸肉ともも肉）2 羽 • ロメインレタス（ちぎる）　大 1 株 • シーザーサラダ・ドレッシング　カップ ¼ • 削ったパルメザンチーズまたはロマノチーズ　カップ ¼ • ケッパー　大さじ 1	• 地鶏（胸肉、半分に切る）2 羽 • ロメインレタス（ちぎる）　大 1 株 • シーザーサラダ・ドレッシング　大さじ 2 • パルメザンチーズまたは　ロマノチーズ　大さじ 2 • ケッパー　大さじ 2
作り方	• ブロイラーを予熱する。鶏肉を横半分に切り、2.5センチのスライスにする。野菜シーズニングとこしょうで味を付ける。鶏肉を、穴の開いたブロイラー用の天板に並べ、3-4 分または、鶏肉が黄金色になるまで焼く。オーブンから出して、冷ましておく。 • 鶏肉を焼いている間、ロメインレタスを洗い、手で大きめにちぎってサラダボールに入れておく • チーズ大さじ 2 を残して、後の材料をサラダボールに合せ、よく混ぜる。その上に冷めた鶏肉をのせて、残りのチーズ（大さじ 2）をかける。.		
栄養表示			
カロリー	300	265	200
脂質	20g	11g	6g
炭水化物	8g	9g	5g
タンパク質	22g	32g	30g
調理時間:10分	4人分		

ローストターキーのトマティーヨサラダ

	タンパク質タイプ	混合タイプ	炭水化物タイプ
材料	<ul><li>ヒカマ（ダイスに切る）　カップ 1</li><li>ブロッコリー茎（みじん切り）　カップ ½</li><li>ネギ または 青ネギ（スライス）　中 2 本</li><li>コリアンダー（刻む）または　イタリアンパセリ（刻む）　カップ ½</li><li>レモンジュース　大さじ 3</li><li>グリーンオリーブのトマティーヨサルサ カップ ½</li><li>挽き立て黒胡椒　4-5 回挽く</li></ul>		
	<ul><li>調理済みの骨なしフリーレンジターキー（赤身肉、小さく切る）カップ 4</li><li>セロリ（細かく切る）　カップ 1½</li><li>ピメント詰めグリーンオリーブ（刻む）　カップ 1/3</li></ul>	<ul><li>調理済みの骨なしフリーレンジターキー（小さく切る）カップ 3</li><li>セロリ（細かく切る）カップ　½</li><li>ピメント詰めグリーンオリーブ（刻む）　カップ　¼</li></ul>	<ul><li>調理済みの骨なしフリーレンジ ターキー（白身肉、小さく切る）カップ 2</li></ul>
作り方	<ul><li>大きなボールに、調理済みのターキー、ヒカマ、セロリ、ブロッコリー、ネギ、オリーブ、コリアンダー、パセリを入れて混ぜ合わせる。</li><li>レモンジュースをグリーンオリーブのサルサに混ぜ入れ、サラダにかける。良く混ぜ合わせる。</li><li>バターレタスの上に盛りつける。</li></ul>		

栄養表示			
カロリー	388	299	233
脂質	24g	14g	9g
炭水化物	12g	11g	8g
タンパク質	40g	31g	22g
調理時間:5分　　4人分			

タラゴン・ターキー・バーガー

	タンパク質タイプ	混合タイプ	炭水化物タイプ
材料	• 生 または 乾燥のタラゴンリーフ　大さじ 1 • 野菜シーズニング または シーソルト（海水塩）　小さじ ½ • 挽き立ての黒胡椒　3 回挽く • 卵　大 2 個		
	• フリーレンジターキー(挽肉)　566g • ディジョンマスタード 大さじ 1 • セロリ（細かく切る）カップ ½ • 紫タマネギ（刻む）カップ ¼	• フリーレンジターキー(挽肉)　450g • ディジョンマスタード 小さじ 2 • ズッキーニ（細かく切る）カップ ½ • 紫タマネギ（刻む）カップ ¼	• フリーレンジターキー(挽肉) 450g • ディジョンマスタード　小さじ 3 • ズッキーニ（細かく切る）カップ ¾ • 紫タマネギ（刻む）カップ ½
作り方	• ブロイラーを予熱する。ボールに、ターキーの挽肉とズッキーニ、タマネギ、タラゴン、マスタード、野菜シーズニング、こしょう、卵を入れ、良く混ぜ合わせる。 • 肉をハンバーグの形に成形し、天板に並べる。ブロイラーで、片面 5 分ずつ焼き、良い焼き色を付ける。 • 熱いうちにいただく。		

栄養表示

カロリー	259	216	221
脂質	14g	12g	12g
炭水化物	2g	2g	3g
タンパク質	28g	23g	24g
調理時間：15分　　4 人分			

基本のスタッフドエッグ

	タンパク質タイプ	混合タイプ	炭水化物タイプ
材料	• 有機卵　大6個 • マヨネーズ　カップ1/3 • ディジョン または お好みのマスタード　小さじ2 • 野菜シーズニング　小さじ½ • 挽き立ての黒胡椒　2-3挽き • 飾り:パプリカ と ディル		
	• アンチョビ または　ベーコン（茹でたほうれん草と混ぜてフィリングにする）2枚 • フィリングの味付け:ハーブ、塩こしょう	• ミックスベジタブルと肉（フィリングにする） • フィリングの味付け:ハーブ、塩こしょう	• 脂身の少ない挽肉（茹でた野菜と混ぜてフィリングにする） • フィリングの味付け:ハーブ、塩こしょう
作り方	• 中ぐらいの鍋に強火で水を湧かし、卵を湯の中に入れる。火を弱め、5-6分茹でる。湯を捨て手、水を入れ、卵を冷やす。 • 卵が冷めて、触れるようになったら、皮をむき、縦に半分に切る。黄味を取り出して、小さなボールに入れる。白味は、盛りつける皿にのせておく。 • 黄味をフォークで滑らかになるまでつぶす。固めに茹でた場合、裏ごし器を通しても良いが、粘りが出るのでフードプロセッサーは使わない。マヨネーズ、マスタード、塩こしょうを加え、軽くふんわりと混ぜ合せる。好みのフィリングを足して、混ぜる。 • スプーンですくって、白味のカップに入れ、ふんわりと形良く盛る。ディルとパプリカをまんべんなくふる。 • そのまま または ラップをして冷やしてからいただく。		
栄養表示			
カロリー	82	77	73
脂質	8g	5g	3g
炭水化物	1g	4g	7g
タンパク質	6g	6g	6g
調理時間:20分　　6人分			

パイなしキッシュ

	タンパク質タイプ	混合タイプ	炭水化物タイプ
材料	• 有機バター または ココナッツオイル　小さじ2 • 紫タマネギ（薄切り）　小½個 • ブロッコリー（小房）　カップ2 • パセリ（刻む）　カップ¼ • 乾燥バジル　小さじ2 • 全卵　中4個 • ミルク（低脂肪でないもの）カップ½ • ディジョンマスタード　小さじ1 • 塩こしょう　少々 • グルテンフリーの粉　カップ¼		
	• ターキーベーコン4枚 または 残りのターキー または サケ カップ½ • 好みの有機生チーズ（削る）　カップ1/3	• 好みの有機生チーズ（削る）　カップ1/3	• パルメザン または ロマノチーズ（低脂肪、削って上にかける）　大さじ2
作り方	• オーブンを180℃に予熱する。 • フライパンを中火で熱し、紫タマネギとブロッコリーをバターで炒め、刻んだパセリとバジルを加え、良く混ぜ合わせる。火を止める。 • ボールに卵を割り入れ、ミルク、粉、ディジョンマスタード、塩こしょうを入れて良く混ぜ合わせる。小さめのキャセロール皿に薄く油を引き、卵液を流し入れる。チーズを上に振りかけて、15-18分全体に固まるまで焼く。 • オーブンから出し、切り分ける。		
栄養表示			
カロリー	215	180	153
脂質	14g	11g	9g
炭水化物	8g	8g	8g
タンパク質	14g	12g	10g
調理時間：30分　　4人分			

アーティチョーク入り卵サラダ

	タンパク質タイプ	混合タイプ	炭水化物タイプ
材料	• ゆで卵（半熟：5分間茹でたもの） 4個 • アーティチョークの芯（水を切って¼に切る） 1缶 (397 g) • ネギ または 青ネギ（白い部分を刻む） 中1本 • ケッパー（水を切る、お好みで） 小さじ1		
	• アンチョビ(刻む) 2枚 または アンチョビペーストでも良い • マヨネーズ またはレムラード・ソース カップ 1/3	• アンチョビ(刻む) 1枚 または アンチョビペースト でも良い • マヨネーズ またはレムラード・ソース カップ 1/3	• マヨネーズ 大さじ3 または マヨネーズと低脂肪ヨーグルトを半分ずつ混ぜて大さじ3にする
作り方	• 茹で卵を剥き、小さく切ってボールに入れる。4つに切ったアーティチョークの芯、青ネギ、マヨネーズ または レムラード・ソースを加え、良く混ぜ合わせる。 • お好みで、刻んだアンチョビか、アンチョビペースト、小さじ1のケッパーを上にかける。材料がすべて冷やしてあった場合、そのままいただくこともできるが、10-15分冷蔵庫で冷やしてからいただくと、いっそう美味しくなる。		
栄養表示			
カロリー	118	114	100
脂質	6g	6g	4g
炭水化物	5g	5g	7g
タンパク質	10g	9g	8g
調理時間：10分　4人分			

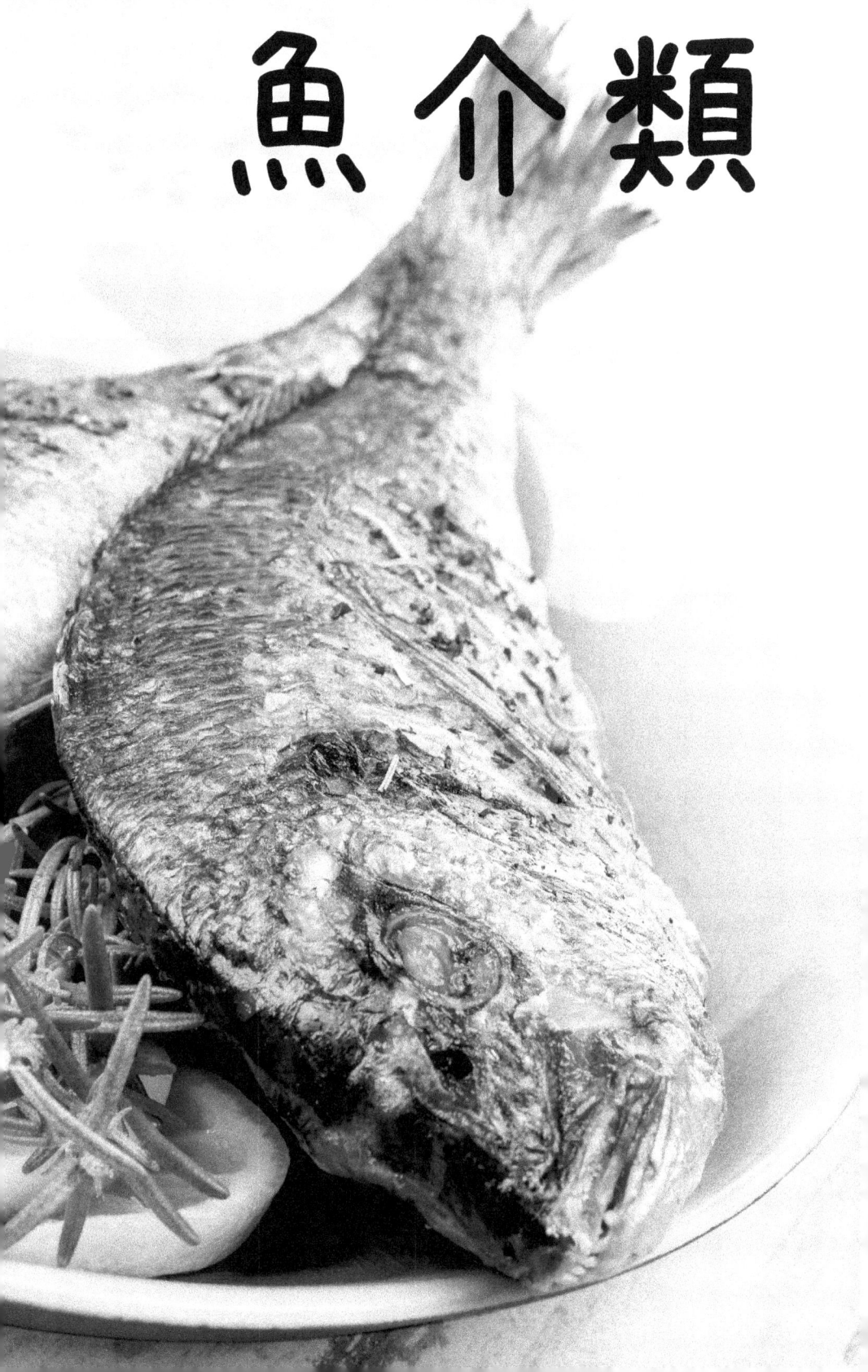

魚介類

白身魚のマカデミアサラダ

	タンパク質タイプ	混合タイプ	炭水化物タイプ
材料	・ マカデミアナッツ（半分にする）　カップ ¼ ・ コリアンダー（生、刻む）　大さじ 3 ・ パセリ（生、刻む）　大さじ 3 ・ エキストラバージン オリーブオイル　大さじ 1		
	・　サケの切り身 450g ・　アボガド（皮をむいて、種を取りダイスに切る）1 個 ・　トマト（小さく切る）　中 1 個	・　白身魚の切り身 450g ・　アボガド（皮をむいて、種を取りダイスに切る）1 個 ・　トマト（小さく切る）　中 1 個	・　白身魚の切り身 450g ・　アボガド（皮をむいて、種を取りダイスに切る）½ 個 ・　トマト（小さく切る）　中 2 個
作り方	・ グリルを中温に熱する。 ・ シーソルト（海水塩）と 挽き立ての黒胡椒で、魚に軽く味付けをする。 ・ 魚をグリルにのせ、3-4 分（1度だけ返す）または フォークで身が簡単にほぐれる状態になるまで焼く。 ・ サルサ：ボールにマカデミアナッツ、トマト、アボガド、コリアンダー、パセリを一緒にいれ、良く混ぜ合わせる。 ・ オリーブオイルを加えて、良く絡ませる。 ・ 焼き魚のサイドとして、サルサを添えて出す。 ・ 特記：ブロイラーでも魚を焼くことができます。この場合、ブロイラー用の天板に並べ、高温で 4-6 分（1 度だけ返す）焼く。		
栄養表示			
カロリー	513	506	501
脂質	33.6g	28.1g	25.2g
炭水化物	12g	10g	7.9g
タンパク質	45.2g	45g	41,7g
調理時間：15分　　2 人分			

鮭のココナッツクリームソース添え

	タンパク質タイプ	混合タイプ	炭水化物タイプ
材料	• シーソルト（海水塩）（お好みで）　小さじ　¼ • 挽き立て黒胡椒　小さじ ¼ • エシャロット（ダイスに切る）　大 1 株 • ニンニク（みじん切り）3 かけ • レモン 1 個分のゼスト • レモン 1 個分のジュース • ココナッツミルク　カップ ½ • バジル（生、刻む）　大さじ 2		
	• ココナッツオイル 　小さじ 3 • サケの切り身 　450gt	• ココナッツオイル 　小さじ 2 • サケの切り身 　450g	• ココナッツオイル 　小さじ 1 • マスの切り身 　227g
作り方	• オーブンを180℃に予熱する。 • サケを浅い天板に並べ、両サイドにシーソルト（海水塩）と 黒胡椒を 　ふる。 • 中ぐらいのフライパンを中火で熱し、フライパンが熱くなったら、ココ 　ナッツオイル、ニンニク、エシャロットを入れ、ニンニクとエシャロット 　が柔らかくなるまで、およそ 3-5 分炒める。 • レモンゼスト、レモンジュース、ココナッツミルクを加え、軽く煮え立た 　せる。 • 火を弱め、バジルを入れる。 • このソースを、サケの上からかけ、カバーをしないでおよそ 10-20 分 　または サケの内部がお好みの温度に達するまで焼く。		
栄養表示			
カロリー	118	114	100
脂質	12g	8g	4g
炭水化物	5g	5g	7g
タンパク質	10g	10g	5g
調理時間：40分	2 人分		

鮭/ヒラメの蒲焼き

	タンパク質タイプ	混合タイプ	炭水化物タイプ
材料	・梅酢　カップ ¼ ・アガベシロップ または ハチミツ　カップ ¼		
	・エキストラバージン オリーブオイル　大さじ 2 ・サケ（4つに切る）450g	・エキストラバージン オリーブオイル 大さじ 2 ・サケ（4つに切る）450g	・エキストラバージン オリーブオイル 大さじ 1 ・ヒラメ（4つに切る）　450g
作り方	・小さめの鍋を中火で熱し、梅酢とアガベシロップを混ぜ入れる。 ・蒲焼きソースが沸騰し始めたら、弱火にして 4-5 分、スプーンの裏にねっとり付くぐらい濃くなるまで煮詰める。 ・大きなフライパンに油を入れ、強火で熱する。 ・魚をフライパンに並べる。この時、互いに重ならないようにする。 ・およそ 2 分間、底が茶色になるまでソテーする。 ・魚の切り身に蒲焼きソースを塗る。 ・魚を返し、反対側にも蒲焼きソースを塗り、さらに1-2分、魚の身が簡単にほぐれるまで焼く。		
栄養表示			
カロリー	233	233	214
脂質	17g	17g	13g
炭水化物	21g	21g	18.5g
タンパク質	22g	22g	21g
調理時間：15分　　2人分			

スモークサーモンと卵とアスパラのクレープ

	タンパク質タイプ	混合タイプ	炭水化物タイプ
材料	・ アスパラガスの芽　12本 ・ 卵　12個		
	・ 天然スモークサーモン　227g ・ 紫タマネギ (千切り)　½個	・ 天然スモークサーモン または マグロ (ツナ)　170g ・ 紫タマネギ (千切り)　½個	・ 天然スモークツナ　113g ・ 紫タマネギ (千切り)　1個
作り方	・ アスパラガスの芽は、下を切るか手でちぎって、5-10 センチにする。沸騰した湯または電子レンジでアスパラガスを3-5 分、柔らかいが形がしっかりしているぐらいになるまで茹でる。 ・ 卵を溶いておく。10インチ (25センチ) かそれより小さなフライパンに少量の油 または バターを熱し、大さじ 2-3 の卵を入れ、フライパンを回して、卵を薄い膜の様に均一に広げる。 ・ 1 分ほど、卵に火が通るまで待ち、スライドさせて皿に移す。これを卵がなくなるまで繰り返す。 ・ 卵の「クレープ」を平らな表面のところに広げる。 ・ クレープの片側に、魚とアスパラガス、タマネギを並べる。 ・ クレープを巻く。 ・ 残りのクレープも同様にする。		
栄養表示			
カロリー	334	334	307
脂質	21g	21g	15.8g
炭水化物	5g	5g	4.2g
タンパク質	30g	30g	28g
調理時間:20分　　4人分			

エビカレー

	タンパク質タイプ	混合タイプ	炭水化物タイプ
材料	<ul><li>ニンニク　4かけ</li><li>生ショウガ（みじん切り）　小さじ2</li><li>クミン　小さじ½</li><li>乾燥コリアンダー　小さじ½</li><li>ターメリック　小さじ½</li><li>コリアンダー,(みじん切り) 1束</li><li>ライムジュース（絞りたて）　大さじ3</li></ul>		
	<ul><li>エビ（サイズ：大、殻をむく）　450g</li><li>エキストラバージン オリーブオイル　大さじ4</li><li>タマネギ（みじん切り）　中½個</li><li>トマト（ピューレ）カップ½</li></ul>	<ul><li>エビ（サイズ：大、殻をむく）または白身魚切り身（一口サイズに切る）450g</li><li>エキストラバージン オリーブオイル大さじ2</li><li>タマネギ（みじん切り）　中1個</li><li>トマト（ピューレ）カップ1</li></ul>	<ul><li>白身魚切り身（一口サイズに切る）450g</li><li>エキストラバージン オリーブオイル大さじ2</li><li>タマネギ（みじん切り）　中2個</li><li>トマト（ピューレ）カップ1</li></ul>
作り方	<ul><li>大きな鍋に、油を熱する。</li><li>ニンニクとタマネギを弱火で、柔らかくなるまで、およそ10-15分ソテーする。</li><li>トマト、ショウガ、クミン、コリアンダー、ターメリックを加え、5分間煮込む。</li><li>エビをソースに入れ、中に火が通るまでおよそ10分煮込む。</li><li>コリアンダーを入れる。</li><li>火からおろし、ライムジュースを加える。</li></ul>		
栄養表示			
カロリー	276	259	242
脂質	14g	12g	11g
炭水化物	12g	13g	14g
タンパク質	25g	25g	24g
調理時間:30分　4-6人分			

エビとアボガドの熱帯風

	タンパク質タイプ	混合タイプ	炭水化物タイプ
材料	・ 熟したマンゴー（皮をむいて角切りにする） ½ 個 ・ ライムジュース生　カップ ¼（ライム約 2 個分） ・ エキストラバージン オリーブオイル　カップ ¼ と 大さじ 1 ・ シーソルト（海水塩）　小さじ ¼ ・ クミン　小さじ 1 ・ ラディッシュ,（千切り）　6個」 ・ コリアンダー（みじん切り）　カップ ¼		
	・ 生のエビ（殻を剥いて、わたを取る）　450g ・ ハラペーニョ（種と薄皮を除く）½ 本 ・ アボガド（小さな角切りにする）2 個 ・ 紫タマネギ（千切り）½ 個	・ 生のエビ（殻を剥いて、わたを取る）または　白身魚（一口大に切る）450g ・ ハラペーニョ（種と薄皮を除く）1 本 ・ アボガド（小さな角切りにする）2 個 ・ 紫タマネギ（千切り）½ 個	・ 生の白身魚（一口大に切る）1 450g ・ ハラペーニョ（種と薄皮を除く）1 本 ・ アボガド（小さな角切りにする）1 個 ・ 生アスパラガス（茹でる）カップ 1 ・ 紫タマネギ（千切り）1 個
作り方	・ フードプロセッサー または ミキサーにマンゴー、ハラペーニョ、ライムジュース、オリーブオイル、塩を入れてピューレ状にする。冷蔵庫で冷やしておく。 ・ 魚介にクミンをふり、ソテーするか、ロースト/グリルで 5 分ほど火が通るまで焼く。 ・ 大きめのボールに、魚介、アボガド、ラディッシュ、紫タマネギ、コリアンダーを入れる。 ・ ドレッシングをよく絡め、冷やすか、室温でいただく。		
栄養表示			
カロリー	376	372	354
脂質	21g	20.1g	17.5g
炭水化物	18g	18g	16g
タンパク質	32g	32g	30.4g
調理時間：25分　　4人分			

ヒラメのバターソース

	タンパク質タイプ	混合タイプ	炭水化物タイプ
材料	・ エシャロット (みじん切り)　1 株 ・ 白ワイン（ドライ）カップ ½ ・ 野菜ストック または　チキンストック カップ ½ ・ レモン　1 個		
	・ サケ（厚さ2.5セン チ）　450g ・ バター　大さじ 6 ・ パセリ（みじん切り）　大さじ 1	・ ヒラメ（厚さ2.5セン チ）450g ・ バター　大さじ 5 ・ パセリ（みじん切り）　大さじ 1	・ ヒラメ（厚さ2.5セン チ）　450g ・ バター　大さじ 3 ・ パセリ（みじん切り）　大さじ 2
作り方	・ ヒラメは、拭いて水気を切り、軽く塩こしょうする。フライパンに、大さ じ 1 のバターを中火で熱し、ヒラメを入れる。 ・ 2 分ほどソテーして、バターが茶色に色づいたら、大さじ 1 のバター を加え、エシャロットを入れてソテーする。 ・ ワインを加え、火を少し強め、3 分ほど煮立たせる。 ・ チキンストックを入れ、さらに 4-5 分、スープを魚にかけながら火に かける。 ・ 火を弱めの中火にひそめ、パセリを入れて混ぜる。 ・ 小さく切ったバターを加え、蓋をして、3-6 分、ヒラメの身がほぐれや すくなるまで煮込む。 ・ くし切りのレモンを添えて出す。		
栄養表示			
カロリー	682	682	537
脂質	41g	41g	32.8g
炭水化物	3g	3g	2.1g
タンパク質	62g	62g	57.92g
調理時間:20分　　2 人分			

ヒラメのチョリソー＆アーモンド衣焼き

	タンパク質タイプ	混合タイプ	炭水化物タイプ
材料	• スペイン産チョリソ (生のソーセージではなく、燻製にしたサラミ、粗く刻む)　カップ ½ (およそ 2 oz) • 皮なしアーモンド　カップ ¼		
	• 皮を取ったサケ切り身(227g/切)2 切れ • パセリ(粗みじん)　大さじ 1	• 皮を取ったヒラメ切り身または他の白身魚(227g/切)2 切れ • パセリ(粗みじん)大さじ 1	• 皮を取ったヒラメ切り身または他の白身魚(227g/切)2 切れ • パセリ(粗みじん)大さじ 2
作り方	• オーブンを205℃に予熱する。 • ミキサーにチョリソ、アーモンド、パセリを入れ、アーモンドが細かくなるまで回す。 • 大さじ2-3 のオリーブオイルを天板の底に敷き、魚を並べる。 • チョリソのミックスをスプーンですくって魚の上にのせ、軽く押して魚にくっつくように広げ、魚のサイドがミックスで覆われるようにする。 • オーブンで 12 分または、魚の身がフォークで簡単にほぐれるようになるまで焼く。 • 仕上げに、オーブンを高温に上げ、ナッツが茶色になるまで 2-4 分焼く。		

栄養表示

カロリー	582	582	583
脂質	29g	29g	28.4g
炭水化物	4g	4g	4.1g
タンパク質	73g	73g	74.2g

調理時間:25分　　2 人分

イワシのグリル タラゴン・ドレッシング

	タンパク質タイプ	混合タイプ	炭水化物タイプ
材料	• 松の実　カップ ½ • エシャロット(みじん切り)　1株 • レモンゼスト　大さじ1 • レモン汁　1個分 • レモン飾り用　少々 • ケッパー　大さじ1 • タラゴン(みじん切り)　小さじ1 お好みで足してください • クレソン または　その他の緑野菜　1束		
	• サケ(厚み3ミリ)　1 450g • バター　大さじ6 • パセリ(みじん切り)　大さじ1	• 有機バター　大さじ2 • 生イワシ(内臓を取って、鱗を落す)　12匹	炭水化物タイプには適していません。
作り方	• グリルを高温にセットして予熱する。 • ドレッシングの準備をする:フライパンを中火で熱し、松の実を軽くローストする。松の実はすぐに焦げ始めるので気をつけてください! • ナッツ類を火からおろし、ボールに入れる。 • 同じフライパンでバターを熱し、エシャロットが柔らかくなるまで炒める。 • エシャロットに松の実を加え、レモンゼスト、レモンジュース、ケッパー、タラゴンも入れて合せる。 • ドレッシングの半量をサラダ用の菜にかけ、よく合せる。 • イワシにオリーブオイル または バターを塗り、軽く塩こしょうを振りかける。 • イワシが軽く焦げるまで、片面およそ2分ずつ焼く。 • サラダ菜の上にイワシを並べ、残りのドレッシングをかける。レモンの輪切りを飾る。		

栄養表示			
カロリー	179	179	NA
脂質	9g	9g	NA
炭水化物	0g	0g	NA
タンパク質	20g	20g	NA
調理時間:20分　　2人分			

フィッシュタコス シトラス・ドレッシング

材料	タンパク質タイプ	混合タイプ	炭水化物タイプ
	<ul><li>レモンペッパーシーズニング　大さじ 2</li><li>エキストラバージン オリーブオイル　少々</li><li>レタス (魚を包む用)と/または　キャベツの千切り (付け合わせ)</li><li>スライスしたアボガド (飾り、おこのみで)</li><li>ライム (ゼスト用とジュース用)　大 3 個または 小 4 個</li><li>ニンニク(みじん切り)　2 かけ</li></ul>		
	<ul><li>サケ　907g</li><li>白 または 紫タマネギ(千切り)　½ 個</li><li>マヨネーズ　カップ　1</li></ul>	<ul><li>魚 (鱈、シイラ、ヒラメなど) 907g</li><li>白 または 紫タマネギ(千切り)　1 個</li><li>マヨネーズ　カップ　1</li></ul>	<ul><li>魚 (鱈、シイラ、ヒラメなど) 907g</li><li>白 または 紫タマネギ(千切り)　1 個</li><li>マヨネーズ　カップ　½</li></ul>
作り方	<ul><li>魚にレモンペッパーで味を付け、オリーブオイルを上からかけておく。</li><li>魚は、フライパンで焼いても良いですし、オーブンかグリルで焼いても良いです。焼き時間は片面、4 分ほどです。</li><li>魚を焼いている間に、ドレッシングを用意する。おろし金でライムの皮 (緑色の部分だけ)をおろし、ゼストを用意しておく。それから、ライムを半分に切り、ジュースを搾っておく。</li><li>マヨネーズ、ニンニク、ライムゼストを合せ、ライムジュースを少しずつ、よくかき混ぜながら加え、ドレッシングが滑らかで均一になり、お好みの味になるまでライムジュースを足す。</li></ul>		

栄養表示

	タンパク質タイプ	混合タイプ	炭水化物タイプ
カロリー	691	694	621
脂質	55.6g	56.2g	47.3g
炭水化物	11g	11.45g	10.3g
タンパク質	43g	43g	42.1g

調理時間:20分　　4 人分

カレイのアーモンド衣焼き

	タンパク質タイプ	混合タイプ	炭水化物タイプ
材料	• プレイス（カレイ）切り身　450g　（舌平目 または カレイでも美味しくできます） • アーモンドフラワー　カップ1 • シーソルト（海水塩）　お好みで • 挽き立ての黒胡椒　少々 • 溶き卵　1個		
	タンパク質タイプには適していません。	• ココナッツオイル　大さじ1	• ココナッツオイル　大さじ½
作り方	• カレイの切り身を洗い、ペーパータオルで叩くようにして水気を拭く。 • アーモンドフラワーにシーソルト（海水塩）と黒胡椒で味を付け、よく混ぜて均一になるようにしておく。 • 切り身を溶いた卵にくぐらせ、アーモンドフラワーをつける。切り身の全体が粉で覆われるようにする。 • この間に、フライパンを強めの中火で熱し、フライパンが熱くなってからココナッツオイルを入れる。 • 魚をココナッツオイルで、片面2-3分または、魚の身がフォークで簡単にほぐれる状態になるまで揚焼にする。		
栄養表示			
カロリー	NA	232.2	224
脂質	NA	8.9g	7.6g
炭水化物	NA	14.7g	13.3g
タンパク質	NA	25.7g	23.7g
調理時間：15分　　2人分			

鮭のアーモンド衣焼き

	タンパク質タイプ	混合タイプ	炭水化物タイプ
材料	• サケ切り身（皮つき）　113g • アーモンドミール　カップ ½ • 乾燥粉末コリアンダーr　小さじ ½ • クミンパウダー　小さじ ½ • レモン汁　1個分 • シーソルト（海水塩）と 挽き立ての粗挽き黒胡椒　少々 • 生のコリアンダー　　数本		
	• ココナッツオイル 　大さじ 2	• ココナッツオイル 　大さじ 1	炭水化物タイプには適していません。
作り方	• オーブンを180℃に予熱する。 • 小さなボールにアーモンドミール、乾燥コリアンダー、クミンを合せる。 • サケの切り身にレモンジュースをかけ、塩こしょうをふる。 • サケ切り身に、先ほど合せたアーモンドミールの粉を全体にまぶす。 • 皮を下にして、ココナッツオイルを薄く敷いたブロイラー用の天板に並べる。 • 12-15 分または サケの身がフォークで簡単にほぐれるようになるまで焼く。 • 盛りつけの最後に、刻んだコリアンダーを散らす。		
栄養表示			
カロリー	320	220	NA
脂質	12g	6g	NA
炭水化物	8g	8g	NA
タンパク質	35g	35g	NA
調理時間：25分　　2人分			

スズキのレモン＆ケッパー焼き

材料	タンパク質タイプ	混合タイプ	炭水化物タイプ
	• レモン１個 • ケッパー（洗って水を切る）　大さじ２ • ディル枝（生）(生のディルが無ければ乾燥でも良い)　２本 • シーソルト（海水塩）、挽き立ての黒胡椒		
	• サケ 切り身 450g	• スズキ 切り身 (または 身の締まった白身魚)　450g	• スズキ 切り身 (または 身の締まった白身魚)　450ｇ
作り方	• .オーブンを180℃に予熱する。 • 切り身をブロイラー用の天板に並べる。 • 薄くレモンをスライス(3ミリのスライス)する。 • 魚に、シーソルト（海水塩）と 挽き立ての黒胡椒をふる。 • ケッパー と ディルの枝を上に飾り、レモンのスライスで魚を覆う。 • 10-15 分、フォークで魚の身がはがせるようになるまで焼く。		
栄養表示			
カロリー	350	243	243
脂質	12g	5g	5g
炭水化物	12g	12g	12g
タンパク質	48g	41g	41g
調理時間:25分	2 人分		

チポトレ・ライム・サーモン

	タンパク質タイプ	混合タイプ	炭水化物タイプ
材料	• ライム (切り身1つに半分ずつ)　2-3 個 • シーソルト (海水塩)　小さじ ¼ (お好みで) • チポトレパウダー　小さじ ½		
	• サケ切り身 (皮なし)　450g • オリーブオイル または ココナッツオイル　大さじ 2	• サケ切り身 (皮なし)　450g • オリーブオイル または ココナッツオイル　大さじ 2	• 白身魚切り身 (皮なし)　450g • オリーブオイル または ココナッツオイル　大さじ 1
作り方	• オーブンを180℃に予熱する。 • サケを洗い、水気を叩くように拭き取り、金属の天板並べる。 • 魚の切り身にオリーブオイル または 好みの油を塗り、ライムジュースをかける。 • お好みでシーソルト (海水塩)とチポトレをふり、切り身の上に半分に切ったライムをのせていく。 • サケをオーブンで 12-15 分、または フォークで身が簡単にほぐれる様になるまで焼く。		
栄養表示			
カロリー	173	173	158
脂質	7g	7g	6.1g
炭水化物	4g	4g	3.78g
タンパク質	23g	23g	20g
調理時間：20分　　2 人分			

生魚のタルタル

	タンパク質タイプ	混合タイプ	炭水化物タイプ
材料	・ 粉わさび 小さじ ¼ ・ 挽き立ての黒胡椒 小さじ 1/8		
	・ 刺身用サケ(小さく切る) 450g ・ エキストラバージン オリーブオイル 大さじ 3 ・ ごま 大さじ 2	・ 刺身用マグロ(小さく切る) 450g ・ エキストラバージン オリーブオイル 大さじ 3 ・ ごま 大さじ 1	・ 刺身用マグロ(小さく切る) 1 450g ・ エキストラバージン オリーブオイル 大さじ 1½ ・ ごま 大さじ 1
作り方	・ ボールにオリーブオイル、粉わさび、ごま、挽き立ての黒胡椒を合せておく。 ・ 生魚を入れ、均一になるまで良くかき混ぜる。 ・ 粉わさび または 黒胡椒で好みの味に整える。		
栄養表示			
カロリー	147	138.6	128
脂質	14g	12g	10g
炭水化物	3g	3g	3g
タンパク質	8g	9g	9g
調理時間:5分 4人分			

生魚のセビチェ

	タンパク質タイプ	混合タイプ	炭水化物タイプ
材料	• 紫タマネギ(みじん切り)　カップ 1/3 • 生のライムジュース　カップ 1 • シラノ・ペッパー(種を取るみじん切り)　大さじ 2 • または　チリペッパー(つぶす)　1本 • シーソルト(海水塩)　小さじ 2 • コリアンダー または パセリ(刻む)　カップ 2		
	• 刺身用サケ 　450g • トマト(刻む)　カップ ½ • セロリ(細かく切る)カップ ½	• 刺身用サケ または　マグロ 450g • トマト(刻む)　カップ 1	• 刺身用マグロ 450g • トマト(刻む)　カップ 1
作り方	• 魚の皮をはぎ、6－12ミリの大きさに切る。サケ/マグロに刻んだ紫タマネギ、ライムジュース、塩こしょうを混ぜ合わせて、数時間、で切れば一晩浸けておく。 • 料理を出す 10-15 分前に、トマト、コリアンダー と/ または パセリを加え、混ぜる。 • バター レタス または 他のサラダ菜を添えて出す。		
栄養表示			
カロリー	238	205	197
脂質	10g	7g	12g
炭水化物	11g	10g	10g
タンパク質	26g	26g	14g
調理時間：10分　　4人分			

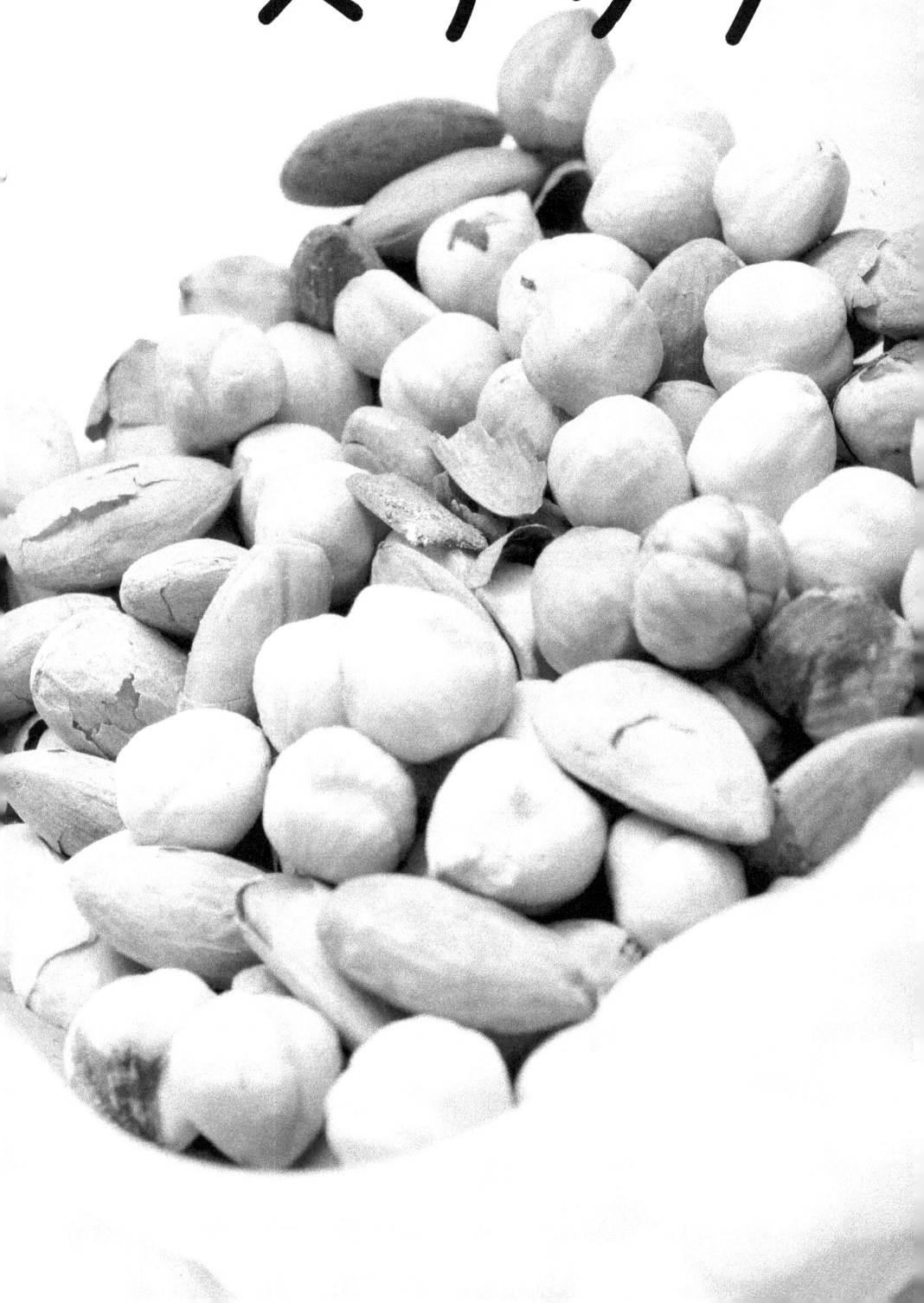

スナック

ケフィア・パフェ

	タンパク質タイプ	混合タイプ	炭水化物タイプ
材料	・ ケフィア カップ2 ・ 桃（さいの目に切る）2個 ・ イチゴ（さいの目に切る）カップ1 ・ 1ブルーベリー カップ1 ・ バナナ（さいの目に切る） 中2本 ・ ハチミツ 小さじ4		
	タンパク質タイプには適していません	・ 種なしブドウ（半分に切る） 5粒	・ マンゴー 大1個
作り方	・ 大さじ3または4のケフィアをカップの底に入れ、ハチミツを数滴落す。 ・ 小さく切ったフルーツを混ぜ合わせ、スプーンですくってケフィアの上に入れる。 ・ カップの上まで、このプロセスを繰り返す。		
栄養表示			
カロリー	NA	172	167
脂質	NA	2.4g	2g
炭水化物	NA	38g	33g
タンパク質	NA	4.8g	4g
調理時間：10分 4人分			

スパイス・ナッツ

	タンパク質タイプ	混合タイプ	炭水化物タイプ
材料	• ヘーゼルナッツ　カップ 1 • クルミ　カップ 1 • シーソルト(海水塩)　小さじ ¼ • シナモン　小さじ ¼ • ナツメグ　小さじ ¼ • オレンジゼスト　1 個分		
	• 有機バター　大さじ 1	• 有機バター　大さじ 1	• 有機バター　大さじ ½
作り方	• オーブンを190℃に予熱する。 • 縁のある天板にナッツを重ならないように並べ、10分焼く。 • ナッツが焼けると、小鍋に中火でバターを溶かし、バターが茶色に色づき始めたら、塩、シナモン、ナツメグ、オレンジゼストを加える。 • そこにナッツ類を加えてよく混ぜる。 • すぐに食べてもよいし、密封容器で1週間保存できる。.		
栄養表示			
カロリー	187	187	171.4
脂質	13.4g	13.4g	11.8g
炭水化物	7.2g	7.2g	6.7g
タンパク質	8.5g	8.5g	7.2g
調理時間:20分　2人分			

ベルギーエンダイブ　クルミと蜂蜜ソース

	タンパク質タイプ	混合タイプ	炭水化物タイプ
材料	<ul><li>ベルギーエンダイブ　4-6個</li><li>クルミ　カップ1</li><li>ハチミツ　大さじ1</li><li>タイム(生)大さじ1</li><li>シーソルト(海水塩)少々</li></ul>		
	<ul><li>有機バター　大さじ4</li></ul>	<ul><li>有機バター　大さじ3</li></ul>	<ul><li>有機バター　大さじ2</li></ul>
作り方	<ul><li>エンダイブの1番外側の葉を取り除き捨てる。エンダイブを縦に4つに切り、苦みのある芯をで切るだけ取り除く(葉が外れないようにする)。</li><li>大きめの鍋に中火でバター大さじ2を溶かし、エンダイブを均一な高さになるように重ねないように並べる。</li><li>クルミを上に散らす。鍋に蓋をして、5分火にかける。</li><li>エンダイブを調理している間、残りのバターを電子レンジか、レンジで加熱して溶かし、ハチミツとタイムを入れて混ぜる。</li><li>エンダイブを返し、バターとハチミツの液を上からかける。</li><li>再度、蓋をして5分火を通し、蓋を取る。エンダイブがうっすらと茶色になり、カラメル状になるまで、さらに3-5分炒めてる。</li><li>シーソルト(海水塩)をふって、食卓に出す。</li></ul>		

栄養表示			
カロリー	165	159	154
脂質	6g	5g	4g
炭水化物	17g	17g	15.4g
タンパク質	12g	12g	10.5g
調理時間:25分　　4人分			

人参のクミンロースト

材料	タンパク質タイプ	混合タイプ	炭水化物タイプ
	• クミンパウダー　大さじ ½ • シナモンパウダー　小さじ ¼ • シーソルト (海水塩)　小さじ ¼ • 粗挽き黒胡椒　小さじ ¼ • レモン (生) (お好みで) ½ 個 • パセリ (生) とミント (みじん切り) 飾り用 (お好みで)		
	• ココナッツオイル 　大さじ 1½ • 人参 (生)　450 g およそ10本	• ココナッツオイル 　大さじ 1 • 人参 (生)　450 g およそ10本	• ココナッツオイル 　大さじ ¾ • 人参 (生)　227 g およそ5本
作り方	• オーブンを 204℃ に予熱する。大きめの天板にクッキングシートを敷く。人参を洗い、皮をむき、縦に幅 0.5 ミリの細長い棒状になるように切る。大きなボールに入れる。 • 電子レンジが使える小さなボールに、クミン、シナモン、塩、こしょうを入れ、フォークで混ぜる。ココナッツオイルを加え、電子レンジで15-20 分加熱し、溶かす。 • 味付けしたココナッツオイルを人参にかけ、2つの木べらでよくかき混ぜる。味見をして、味を調える。 • 天板に人参を重ならないように並べ、人参が柔らかく少し色づくまで15-20 分ローストする。 • オーブンから出して、絞りたてのレモンジュースを上からかける。刻んだハーブを振りかける。		
栄養表示			
カロリー	94	94	87
脂質	5g	5g	3.7g
炭水化物	12g	12g	11.5g
タンパク質	1g	1g	0.8g
調理時間:25 分　　2-4 人分			

のりチップス　セサミガーリック味

	タンパク質タイプ	混合タイプ	炭水化物タイプ
材料	• のり 12 枚 • 水 • ニンニク（みじん切り）　3 かけ（およそ 大さじ 1） • カイエンパウダー　ひとつまみ • シーソルト（海水塩）少々 • ごま　大さじ ½		
	• ごま油　大さじ1	• ごま油　大さじ1	• ごま油　大さじ ½
作り方	• オーブンを135℃に予熱する。大きな天板2枚にクッキングシートか、アルミホイルを敷く。 • のり6 枚を光っている方を上にして、天板に並べる。刷毛で、のりの光っている面に水を塗る。この時、端までしっかりと水を付ける。その上にもう 1 枚ののりを重ね、押しつける。これを繰り返し、のりがすべて1つにひっつくようにする。 • キッチンばさみ または 鋭い包丁で、のりを2.5センチの短冊状に切り、今度は、長さが半分になるように切る。チップが、48 枚できるはずです。残りの6枚ののりも同じようにする。天板に重ならないようにチップを並べる。 • 小さなボールにごま油、ニンニク、カイエンパウダーを合わせて、刷毛でチップの上面に塗り、塩をふる。手でごまを散らす。 • オーブンの中段に入れ、15-20 分焼く。のりは、ぱりぱりになり、光沢のある濃い緑色になります。オーブンから出して、塩加減をみる。パリパリ感を楽しみたい場合は、冷めるまで待ってください。		

栄養表示			
カロリー	97	97	83
脂質	9.4g	9.4g	7.1g
炭水化物	12g	12g	8g
タンパク質	10.2g	10.2g	9.1g
調理時間：25 分　　5 人分			

ベリーのココナッツクリーム添え

	タンパク質タイプ	混合タイプ	炭水化物タイプ
材料	<ul><li>ココナッツミルク　1缶(411g)</li><li>生のベリー類:イチゴ、ラズベリー および/または ブルーベリー　カップ 2</li><li>ピュアアーモンド または バニラエキストラクト　小さじ 1</li><li>アーモンド（スライス）大さじ2</li><li>カラメル・ココナッツ・チップ　大さじ2</li></ul>		
作り方	<ul><li>このレシピには、ちょっとした準備が必要です:ココナッツミルク の缶をできれば一晩冷蔵庫に入れて冷やす。3-4時間でも可能です。</li><li>ステンレス製のボール、ココナッツミルクの缶、ミキサーの泡立て器の部分を冷凍庫で 15 分程冷やしておく。この間に、フルーツを洗い、ペーパータオルで水気を拭いておく。</li><li>テフロン加工のフライパンを強めの中火で熱し、アーモンドスライスを入れて、木べらで混ぜながら、アーモンドが茶色に色づくまで、3-5分炒める。</li><li>ココナッツミルクが冷たくなったら、冷えたボールに入れ、アーモンドエキストラクトを加える。ミキサーを1番高い設定にして、ミルクがふんわりして、生クリームを泡立てか感じになるまで 5-7 分泡立てる。驚くほどクリーミーです!</li><li>ベリー類を4つのボールに分け、泡立てたクリームを上に落す。トーストしたアーモンドとカラメル・ココナッツ・チップをのせる。</li><li>残りのココナッツミルクのクリームは、蓋をして冷蔵庫で3日ほど保存できます。</li></ul>		

栄養表示	
カロリー	194
脂質	16g
炭水化物	23g
タンパク質	18,9g
調理時間:25 分　　4 人分	

カシューナッツの「ハムス」

	タンパク質タイプ	混合タイプ	炭水化物タイプ
材料	• カシューナッツ（ローストしたもの、塩がかかっていないもの）　カップ⅔ • エキストラバージン オリーブオイル　大さじ1 • ニンニク3かけ • レモンジュース　大さじ3 • 海水塩 &こしょう　少々		
作り方	• すべての材料を、ミキサーに入れ、滑らかになるまで撹拌する。 • 撹拌時間が短いと、ツブツブ感が残ります。 • 取分けて、お召し上がりください。		

栄養表示	
カロリー	225
脂質	20.2g
炭水化物	8.9g
タンパク質	5.3g
調理時間:15分　　6-8人分	

スパイシーアーモンド

	タンパク質タイプ	混合タイプ	炭水化物タイプ
材料	• アーモンド　カップ1 • クミンパウダー　小さじ1 • コリアンダーシード・パウダー　小さじ1 • シーソルト（海水塩）　小さじ½		
	• ごま 小さじ2 • 卵 2個	• ごま 小さじ1 • 卵 1個	• ごま 小さじ¾ • 卵 1個
作り方	• ファンの回るオーブンを180℃に予熱する。 • ボールに卵を割り入れ、軽く泡立つまでかき混ぜる。 • アーモンドとクミン、コリアンダー、ごま、塩を入れてよくかき混ぜる。 • ベーキングシートを敷いた天板に、生地を広げる。 • オーブンに入れて、10分、またはアーモンドが少し茶色に色づき、卵に火が通るまで焼く。 • オーブンから出して、冷ます。 • 食べる時は、割ってアーモンドを分けると良い。		
栄養表示			
カロリー	189	171	167
脂質	15.7g	14.2g	13.5g
炭水化物	8.3g	7.1g	6.4g
タンパク質	7.2g	5.8g	5.3g
調理時間：20分	2-4 人分		

カリフラワーのスナック

	タンパク質タイプ	混合タイプ	炭水化物タイプ
材料	• シーソルト（海水塩）＆こしょう • クミンパウダー　小さじ　½ • パプリカ（パウダー）　小さじ　½		
	• カリフラワーの頭の部分　中1個 • エキストラバージンオリーブオイル　大さじ 4-5	• カリフラワーの頭の部分　中½個 • エキストラバージンオリーブオイル　大さじ 4-5	• カリフラワーの頭の部分　中½個 • エキストラバージンオリーブオイル　大さじ 3
作り方	• ファンの回るオーブンを180℃に予熱する。 • カリフラワーを手でちぎるか、切って小房に分け天板に並べる。大きさが違ってもよい。 • 油とクミン、パプリカ、こしょう、塩ひとつまみをかけ、よく絡める。 • オーブンに入れて、5-10分ごとに混ぜながら、全体で20-30分、またはカリフラワーが黄金色になるまで焼く。 • オーブンから出し、皿に盛りつける。		

栄養表示			
カロリー	89.8	88.67	87.3
脂質	4.5g	4.3g	4.1g
炭水化物	11.5g	11.2g	10.1g
タンパク質	4.2g	4g	3g

調理時間：30分　　4-6人分

ズッキーニのミートボール

	タンパク質タイプ	混合タイプ	炭水化物タイプ
材料	• ズッキーニ（先を切り落として、削る）　285g • ディル（生）（みじん切り）　大さじ 1 • アーモンドパウダー　カップ 1⅓ • シーソルト（海水塩）　小さじ 1 • こしょう　ひとつまみ		
	• 牛挽肉（脂が多いもの）　285g • タマネギ（みじん切り）　1個 • 卵　3個	• 牛挽肉　285g • タマネギ（みじん切り）　1個 • 卵　2個	• 牛挽肉（脂が少ないもの）　285g • タマネギ（みじん切り）　2個 • 卵　1個
作り方	• ファンの回るオーブンを180℃に予熱する。 • ボールにすべての材料を入れ、均一になるまでよく混ぜる。 • 4センチのボールに丸めて、ベーキングシートを敷いたオーブン用の天板に並べる。 • オーブンに入れ、25-35分、またはボールが茶色く色づいて焼けるまで焼く。 • オーブンから出して、皿に盛る。		
栄養表示			
カロリー	58	72	69
脂質	2.7g	6.8g	5.4g
炭水化物	3.2g	5.2g	4.9g
タンパク質	5.1g	7.36g	5.9g
調理時間：40分　　6-8人分			

フィッシュボール

	タンパク質タイプ	混合タイプ	炭水化物タイプ
材料	・ 人参（すり下ろす）中　1本 ・ 油　大さじ1 ・ シーソルト（海水塩）　小さじ1 ・ こしょう　ひとつまみ		
	・ 鮭缶（塩水づけ）（水を切る）425g ・ タマネギ（みじん切り）小1個 ・ 卵　2個 ・ サツマイモ（ダイスに切る）カップ1	・ 鮭缶/ツナ缶（塩水づけ）（水を切る）425g ・ タマネギ（みじん切り）小1個 ・ 卵　1個 ・ サツマイモ（ダイスに切る）カップ1½	・ ツナ缶（塩水づけ）（水を切る）425g ・ タマネギ（みじん切り）　小2個 ・ 卵　1個 ・ サツマイモ（ダイスに切る）カップ1½
作り方	・ ファンの回るオーブンを180℃に予熱する。 ・ 鍋に水を入れ、サツマイモが柔らかくなるまで茹でる。水を切り、サツマイモをフォークでマッシュする。この時、マッシュは、乾燥していても大丈夫です。 ・ ボールに、すべての材料を合せ、よく混ぜまる。 ・ 4センチのボールに丸めて、ベーキングシートを敷いたオーブン用の天板に並べる。 ・ オーブンに入れ、25分焼く。 ・ 熱いままでも、冷たくして、またはチリソースと一緒にお召し上がりください。.		

栄養表示			
カロリー	260	269	271
脂質	8.9g	10.1g	10.1g
炭水化物	21.5g	28.5g	28.5g
タンパク質	19.2g	25.6g	25.6g
調理時間：30分　　6-8人分			

紫イモとアスパラのチップス

	タンパク質タイプ	混合タイプ	炭水化物タイプ
材料	• 紅イモ（洗って、短冊状に薄くスライス）　小/中 1 本 • アスパラガス（芽の部分を落し、3つに切る）　1 束 • シーソルト（海水塩）		
	• ココナッツオイル 大さじ 1	• ココナッツオイル 大さじ ¼	• ココナッツオイル 大さじ ½
作り方	• ファンの回るオーブンを180℃に予熱する。 • サツマイモとアスパラガスを、ベーキングペーパーを敷いた天板に並べる。 • 野菜の上からココナッツオイルを滴しかけ、塩を振りかける。 • オーブンに入れ、20-25分焼く。必要であれば、時々かき混ぜて、サツマイモがかりかりした状態に、アスパラガスがよく焼けた状態になるようにする。		
栄養表示			
カロリー	187	184	180
脂質	4g	3.8g	3.1g
炭水化物	41g	41g	40.6g
タンパク質	6g	6g	5.3g
調理時間：30 分　　2-4 人分			

お野菜チップス

	タンパク質タイプ	混合タイプ	炭水化物タイプ
材料	• ナス（3-6ミリの厚さにスライス）　中1本 • ズッキーニ（斜めに3-6ミリの厚さにスライス）　中2本 • コーラルビ（皮をむいて、半分仕切り、3-6ミリの厚さにスライス）中2本 • ヒカマ（皮をむいて、3-6ミリの厚さにスライス）　中2本 • インゲン豆（折って半分にする）カップ1 • グレープシードオイル または オリーブオイル　大さじ1 • 溜り醤油　小さじ2		
作り方	• 最初にナスを切る。大きめのナスは、苦みを持つことがあるので、小さじ1の塩をまぶし、他の野菜を準備している間、置いておくと、苦みのある汁が出て行きます。塩辛い液を洗い流し、よく拭いておく。 • 大きめのボールに、同じサイズにスライスした野菜（濡れていない）を入れる。ここへ、油と醤油を上からかけ、よく混ぜ合わせて、野菜に絡むようにする。 • 食品乾燥機のスクリーンに並べるか、軽く油を塗った天板に並べる。食品乾燥機の場合は、43℃で4-8時間乾燥させる。オーブンの場合は、最も低い温度設定で、3-4時間、野菜が乾燥してパリパリ感が出るまで乾燥させる。ズッキーニや厚みのあるスライスの場合、7-10時間かかることもあります。 • 冷まして、天板/スクリーンから取って、密封容器に入れる。室温で、3-4週間保存できます。		

栄養表示	
カロリー	85
脂質	2g
炭水化物	16g
タンパク質	3g
調理時間:20分　　8人分	

おしゃれなジンジャーナッツ

	タンパク質タイプ	混合タイプ	炭水化物タイプ
材料	• 有機生バター カップ ¼ • 溜り醤油　カップ 1/3 • ジンジャーパウダー　小さじ 2 • わさびペースト（お好みで）　小さじ ¼ • クルミ（有機）　カップ 2 • マカデミアナッツ（生）または　カシューナッツ（生）　カップ 1 • アーモンド（有機）または ピーカンナッツ　カップ 1		
作り方	• オーブンを 150 ℃ に熱し、小さな鍋にバターを入れ、弱火で溶かす。醤油とショウガ、わさびペーストを一緒に加え混ぜ合わせておく。 • 天板（23 x 33cm）またはクッキーシートに、ナッツを並べ、上からナッツをカバーするように、バターを流し入れる。150℃で15分焼く • オーブンから出して、ショウガ-醤油液を足して混ぜ、オーブンに戻して焼く10分焼く。オーブンから出して、オーブンを切り、冷やしてから食べる。 • 室温になったら、蓋のあるケースに入れて保存する。数日以内にお使いください。		
栄養表示			
カロリー	59		
脂質	6g		
炭水化物	1g		
タンパク質	1g		
調理時間：10 分　　2-4 人分			

野菜の皮のスナック

	タンパク質タイプ	混合タイプ	炭水化物タイプ
材料	・ 野菜（蒸して、ミキサーでピューレにする）または ガスパッチョ または 乳性品が入っていない生の野菜ミックススープ　カップ 4		
作り方	・ 食品乾燥機で、野菜の皮を乾燥させる方法：生の野菜ピューレ　4カップをラップでカバーしたスクリーンか、テフロンのライナーを敷いたトレイに流し入れる。57℃で 5-8 時間、光沢があり、べたべた感がなくなるまで乾燥させる。機械からだし、冷やす。4つに分けて、巻いてしっかりラップする。乾燥した場所で保存する。 ・ オーブンで、野菜の皮を乾燥させる方法：クッキー用天板にココナッツオイルを薄く塗り、3-4 カップの野菜ピューレ または 野菜スープを均等に、でも端は厚めに広げる。オーブンを1番低い温度に設定して、上で説明した状態に野菜が乾燥するまで乾かす。固まったら、天板から外し、冷やして好きな大きさに切る。		
栄養表示			
カロリー	25		
脂質	0g		
炭水化物	4.5g		
タンパク質	0g		
調理時間：15 分　　4人分			

ナッツクリーム

	タンパク質タイプ	混合タイプ	炭水化物タイプ
材料	• カシューナッツ（生）または 皮を取り除いたアーモンド（生）（あれば 有機のもの） カップ 1 • 冷水 カップ ½ • ハチミツ 小さじ 1 または ステビアプラス 甘味料 ¼ 袋		
作り方	• カシューナッツ、冷水、甘味料（ハチミツ）をミキサーに入れ、「高」で滑らかでクリーム状になるまで撹拌する。 • 冷やす。大さじ 2-3 をプリントして、または 大さじ1 をフルーツやデザートにかける生クリームのようなトッピングとしてお楽しみください。密封容器に入れて冷蔵庫で、2日以内にお使いください。		
栄養表示			
カロリー	82		
脂質	7g		
炭水化物	4g		
タンパク質	3g		

調理時間：5 分　　4 人分

簡単ハルバ

	タンパク質タイプ	混合タイプ	炭水化物タイプ
材料	<ul><li>生のピーカンナッツ、クルミ、アーモンド または　カシューナッツ　カップ ¼</li><li>ドライクランベリー または　ブルーベリー　カップ　¼</li><li>乾燥 または 生のココナッツロング（加糖でないもの）　カップ　¼</li><li>バニラ味のホエイパウダー カップ　¼</li><li>カシューナッツの生バター または ごまバター カップ　¼</li><li>ココナッツミルク または　生クリーム 小さじ 2</li></ul>		
作り方	<ul><li>ミキサー または フードプロセッサーに、生のナッツ類とドライフルーツ、乾燥ココナッツ、ホエイパウダー、カシューナッツバターを入れ、ナッツがきれいに砕けるまで撹拌する。ゴムべらで. 入れ物の底にくっついたナッツ類をはがす。</li><li>ココナッツミルク を加え、材料が均一に混ざるまで回す。大さじ1杯をすくい、ボールか、半球にまとめるか、小さめの天板に広げて 三角/菱形にカットする。</li><li>そのままでもよいし、ココナツロングを乗せてもよい。</li></ul>		

栄養表示	
カロリー	81
脂質	4g
炭水化物	11g
タンパク質	1g

調理時間：5 分　8 人分

買物リスト:タンパク質タイプ

肉

- □ 牛肉
- □ バイソン
- □ 鶏 (赤身肉)
- □ 鴨
- □ ヤギ
- □ ラム
- □ 肝臓
- □ 骨髄
- □ 雉肉
- □ ポークチョップ
- □ ウズラ
- □ ウサギ
- □ スペアリブ
- □ シビれ
- □ ターキー (赤身肉)
- □ 子牛肉
- □ 鹿肉
- □ ジビエ

魚介類

- □ アワビ
- □ アンチョビ
- □ アルプス岩魚
- □ キャビア
- □ あさり
- □ 蟹
- □ オマールエビ
- □ ニシン
- □ ロブスター
- □ 鯖
- □ ムラサキガイ
- □ 鮪

- □ 牡蠣
- □ 鮭
- □ イワシ
- □ 帆立貝
- □ エビ
- □ イカ
- □ マグロ(トロ、大トロ)

乳製品

- □ 卵
- □ チーズ
- □ カッテージチーズ
- □ ケフィア
- □ ヨーグルト

野菜

- □ アーティチョーク
- □ アスパラガス
- □ 人参
- □ カリフラワー
- □ セロリ
- □ マッシュルーム
- □ グリーンピース
- □ ほうれん草
- □ サヤエンドウ
- □ 冬かぼちゃ

果物

- □ 青リンゴ
- □ アボガド
- □ バナナ (先端が緑色のもの)

- □ ココナッツ
- □ オリーブ
- □ 洋なし(熟していないもの)

油脂

- □ バター
- □ ココナッツクリーム
- □ ココナッツオイル
- □ 肝油
- □ クリーム
- □ フィッシュオイル
- □ フラックスオイル
- □ ギー
- □ オリーブオイル
- □ ウォルナッツオイル

ナッツ/種子類

- □ アーモンド
- □ ブラジルナッツ
- □ カシューナッツ
- □ フラックスシード
- □ マカデミアンナッツ
- □ ピーナッツ
- □ ピーカンナッツ
- □ ピスタッチオ
- □ パンプキンシード
- □ ごま
- □ ヒマワリの種
- □ くるみ

買物リスト：炭水化物タイプ

肉
時々脂身の少ない赤肉だけ または 完全に制限する
- ☐ 鶏胸肉
- ☐ コーニッシュ若鶏
- ☐ ハム
- ☐ 豚肉（脂身の少ないもの）
- ☐ ターキー胸肉

魚介類
- ☐ ナマズ
- ☐ 鱈
- ☐ ヒラメ
- ☐ ハドック（コダラ）
- ☐ カレイ
- ☐ スズキ
- ☐ 鱈の幼魚
- ☐ 舌平目
- ☐ マス
- ☐ マグロ（白い部分）
- ☐ 石平目

乳製品
低脂肪を選ぶ
- ☐ チーズ
- ☐ カッテージチーズ
- ☐ ケフィア
- ☐ ミルク
- ☐ ヨーグルト
- ☐ 卵

野菜
- ☐ 紫カブ
- ☐ 紫カブの葉
- ☐ ブロッコリー
- ☐ 芽キャベツ
- ☐ キャベツ
- ☐ チャード
- ☐ コラード
- ☐ トウモロコシ
- ☐ キュウリ
- ☐ ナス
- ☐ ニンニク
- ☐ ケール
- ☐ 菜っ葉
- ☐ オクラ
- ☐ タマネギ
- ☐ パセリ
- ☐ パースニップ
- ☐ ピーマン
- ☐ じゃがいも
- ☐ 西洋かぼちゃ
- ☐ ラディッシュ
- ☐ カブハボタン
- ☐ ネギ
- ☐ 金糸瓜
- ☐ もやし
- ☐ ペポカボチャ
- ☐ サツマイモ
- ☐ トマト
- ☐ 蕪
- ☐ クレソン
- ☐ ヤムイモ
- ☐ 黄色ズッキーニ
- ☐ ズッキーニ

果物
- ☐ りんご
- ☐ アプリコット
- ☐ イチゴ類
- ☐ チェリー
- ☐ 柑橘類
- ☐ ぶどう
- ☐ メロン
- ☐ 桃
- ☐ 洋なし
- ☐ パイナップル
- ☐ プラム
- ☐ トマト
- ☐ トロピカルフルーツ

油脂
控えめに
- ☐ バター
- ☐ ココナッツクリーム
- ☐ ココナッツオイル
- ☐ 肝油
- ☐ クリーム
- ☐ フィッシュオイル
- ☐ フラックスオイル
- ☐ ギー
- ☐ オリーブオイル
- ☐ ウォルナッツオイル

おわりに

側弯症が問題なのではなく、どう対処するかが重要なのです！

栄養は本当に生命の真の万能薬です。あなたが実際に口にする食品が、あなたの生き方を決める力を持っています。食事には、外見を崩し、感情にまで作用する脊柱側弯症という恐ろしい脊柱の変形に対しても、本質的に治療する力があります。

脊柱側弯症は、元来の定義を見ると、すべてがアンバランスな状態、つまり本来の自然形から逸脱した状態を意味しています。脊柱が本来の形を失うに伴い、側弯カーブが徐々に起ります。それに伴い、不快や痛みを感じ始めます。

科学者や脊柱の専門家らは、脊柱の自然なバランスを徐々に復活させる治療法としてホリスティックな食事療法が存在し、また治療にも実績があることに強い同意を示しています。私の著書 『自然療法における脊柱側弯症の予防と治療法』を参照し、側弯症との戦いに自然のツールを取込む方法を知ってください！ 結局のところ、ホリスティックな治療法のみが、脊柱側弯症に対する長期的治療法なの

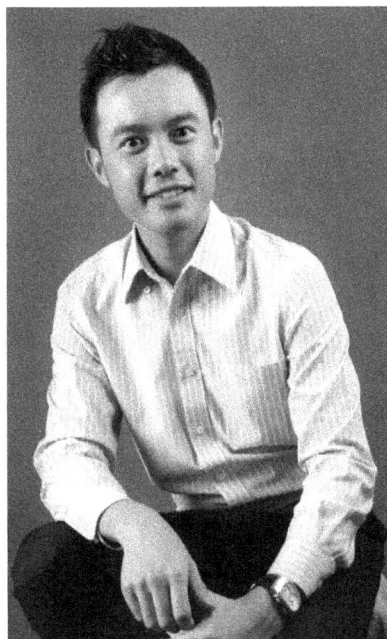

です。調査・研究は、薬や外科手術でさえ一時的措置に過ぎず、痛みや異常なカーブ、そして不快などの脊柱側弯症の症状だけを治療していることを示しています。これらの処置は、脊柱変形の根底にある不均衡を本質的に治療しているわけではないのです。

食物が持つ生来の治癒力を信じてください。最良の結果を出すためにも、この本のガイドラインを慎重に守ってください。遺伝子が人それぞれに異なること、そしてそれが脊柱側弯症の性質と重症度を決めているということを理解してください。ある人に適した治療法が、あなたの脊柱側弯症にも同じ様に適しているとは限りません。あなた自身の代謝タイプをきちんと認識するためにも質問に正直に答えてください。また、質問に答える前に、問題の内容をよく考えてください。時には、質問に正しく答えるために、1時間の休憩を取るか、回答が次の日になっても構いません。自分の食習慣と各食品グループが身体に与える影響を分析し、よく観察してみてください。自分の代謝タイプが分かったなら、その結果を受け入れ、あなた自身の食事メニューを計画して下さい。

ご覧になったとは思いますが、私がそれぞれの代謝タイプに決めた特定の食材があります。最良の結果を得るためにも、これらの調理説明に従って下さい。

『あなたの脊柱側弯症治療クックブック』の中で紹介している多数のレシピは、あなたを脊柱と体に良い食習慣へ導くものです。他のレシピや、自分自身のレシピを作ることも出来ます。ここでの唯一の限界は、あなた自身の想像力です。さらに健康な脊柱へのあゆみをお考えであれば、『予防と治療のための脊柱側弯症エクササイズ』DVD、治療の成功をより高くする『自然療法による脊柱側弯症治療ジャーナル』など、本書以外のリソースも活用ください。さらに情報が必要な場合は、ウェブサイト、www.HIYH.infoにログインして無料アドバイスや論文、私からのアップデートをご覧下さい。

いつも伝えていることですが、質問や心配事がある場合、友人として、医者そして治療のガイドとして、私がいつもここにいることを覚えておいてください。一人で戦っている人もいるでしょう。あなたの心配は、よく分かります。あなたが知りたいと思っていることの答えを差し上げるために私がいるのです。私と連絡を取ってください。

連絡先は、scoliosis.feedback@gmail.com です。

あなたの健康と幸福、そして脊柱側弯症からの速い回復をお祈り申し上げます！

ケビン・ラウ博士

Dr. Kevin Lau

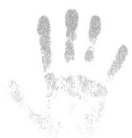

ヘルス・イン・ユア・ハンド

www.HIYH.info

ヘルス・イン・ユア・ハンドのDVDには、
自宅にいながらおこなえる脊柱側湾症の改善を目的としたエクササイズの数々が収録されています。

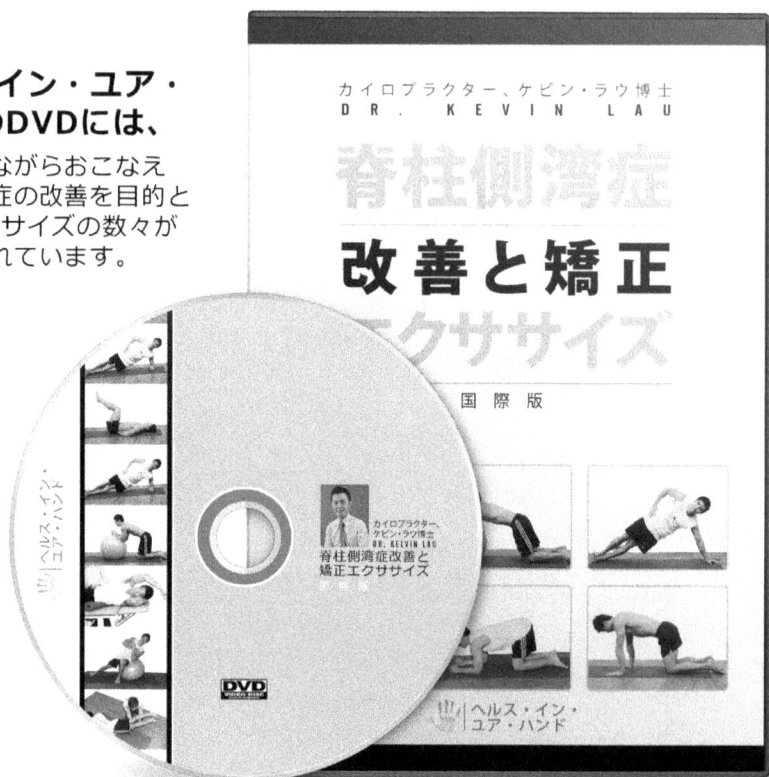

カイロプラクター、ケビン・ラウ博士
DR. KEVIN LAU
脊柱側湾症
改善と矯正
エクササイズ
国際版

カイロプラクター、
ケビン・ラウ博士
DR. KEVIN LAU
脊柱側湾症改善と
矯正エクササイズ

DVD
VIDEO DISC

ヘルス・イン・
ユア・ハンド

脊柱側湾症に悩む患者さんにとって、このDVDがもたらす利益とは：

▸ ラウ博士の同タイトル著書"ヘルス・イン・ユア・ハンド：自然療法による脊柱側弯症予防と治療法"に紹介されているエクササイズを60分間のDVDにまとめました。

▸ 体のバランスを整える章では、脊柱側弯症患者のコリをほぐすための正しいストレッチの仕方を詳しく説明しています。

▸ 体幹を鍛える章では、脊椎に安定性をもたらす筋肉を鍛えることに注目しています。

▸ 体軸を整えるエクササイズをおこなえば、皆さんの脊椎全体のゆがみを改善できるはずです。

▸ DVDで取り上げられているエクササイズは手術前の方にも、また手術後のリハビリとしても適しています。

▸ 痛みのある方でも安全にエクササイズできます。

1食ずつ少しずつ、脊椎を強化！

脊柱側弯症の治療には総合的なアプローチが必要です。1つは、体の自然なアライメントを正し、加齢と共に起こる回避できない脊椎の老化を予防するでしょうします。

『脊柱側弯症のためのクックブック』は、脊柱側弯症の治療を目的として考案され、美味しく脊椎が強化できる100+レシピであなたの食事をカスタマイズするユニークで、斬新なガイドブックです！本書は、脊椎の健康に最適な栄養素がもたらす驚くべき実証された秘密を、理解しやすくガイド形式で紹介しています。ステップ毎のインストラクションに従い、あなたの代謝タイプや遺伝子に合った食事を見分ける方法を実施してください。それから、代謝タイプの結果から好みのレシピや材料をお選びください。

レシピの美味しい食事を食べて出来ること：

- 脊柱側弯症の痛みを軽減
- 脊柱の成長と 発達を促進
- 筋肉強化
- 筋肉の緊張を緩和
- ホルモンバランスを正常化
- エネルギーレベルを上げる
- 脊柱の老化を予防
- 理想の体重に近づくのをヘルプ
- 免疫システムを強化
- 睡眠を改善

ヘルス・イン・ユア・ハンド

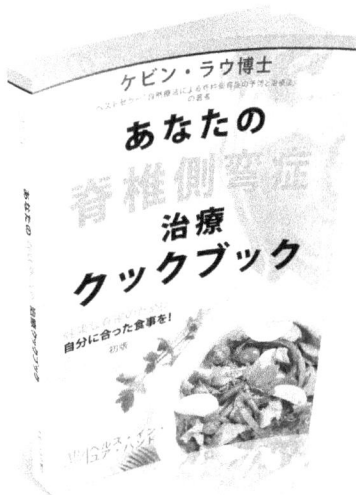

自然療法による脊柱側湾症予防と治療法記録ページ付ガイドブック

12週間でまっすぐな強い脊椎を作るための記録ページ付ガイドブック！

アマゾンでもベストセラーの「自然療法による脊柱側湾症予防と治療法」を更に簡単に活用できるように、ケビン・ラウ博士が側湾症改善12週間プログラムを作成。成功のカギが本書に詰まっています。自身の研究開発をもとに、安全で非侵襲、しかも簡単な側湾症改善プログラムをまとめました。

ステップ1：自身の症状、健康状態を正しく理解する
ステップ2：自身の体に合った食事をメタボリックタイプから見つける
ステップ3：毎日簡単な記録をつけながら、食事とエクササイズを実践する
ステップ4：記録ページにはやる気を継続させる格言を収録、日々のモチベーションを維持
ステップ5：徐々に脊椎湾曲が改善され、腰痛や他の体の痛みが軽減

DVD、スコリオトラック、ブックに関するお問い合わせは： www.HIYH.info

脊柱側弯症完全ハンドブック

脊柱側弯症手術の術前、術中に起こりえることへの偏見のない徹底した調査

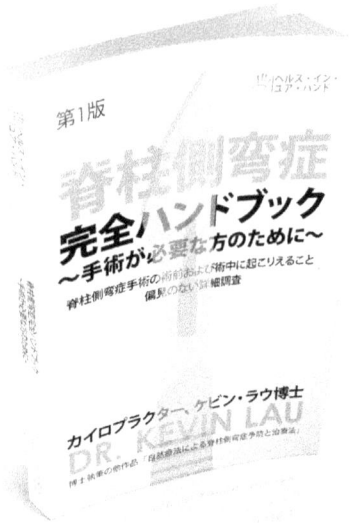

脊柱側弯症手術が必ずしも恐ろしく、不確実で、不安を抱えた経験である必要はありません。事実、適切な情報とアドバイス、知識が伴うと、情報に基づいた最適な治療オプションを、自信をもって選択することができます。ケビン・ラウ博士の最新の著書は、正しい情報に基づいて脊柱治療の選択ができるよう、重要かつ最新の情報を授けてくれます。

プログラムの特徴：

- **手術費用の工面** - 脊柱側湾症手術に関する費用 の内訳と最終的に費用を決定する要因、例えば、 年齢、健康状態、そして変形の重症度などについて理解ができます。
- **自分に訪ねる7つの質問** - 手術による治療が適した患者さんもいますが、全ての方に適しているわけではありません。これらの7つの質問は、手術があなたにとって最適な治療オプションであるかの判断に役立ちます。
- **脊柱側弯症の予後を左右する因子** - 遺伝や怪我、遺伝子マーカだけが側弯症を引き起こす因子ではないことをご存じですか？ビタミンの欠乏、酵素やホルモンレベルの上昇といった単純な要素も側弯症を進行させる可能性があります。これらの要因を最小限に抑える方法と、バランスの崩れが体の状態にどのように影響するのかを知ってください。

脊椎側湾症の方のための、健康的な妊娠・出産完全ガイド

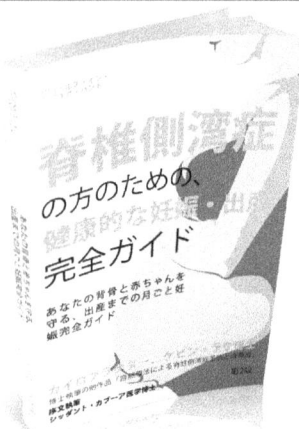

あなたの背骨と赤ちゃんを守る、出産までの月ごと妊娠完全ガイド

簡単に取り組める妊娠中の
脊柱側湾症ケア対策完全紹介！

側湾症とうまく付き合いながら、より良い妊娠生活を過ごすための専門家によるアドバイス。"脊椎側湾症の方のための、健康な妊娠生活基本ガイド"は、あなたの脊椎そして、あなたの赤ちゃんを守るために、毎月ごとに必要なアドバイスをまとめたガイドブックです。あなたが抱える悩みに答え、健康な赤ちゃん出産までの素晴らしい妊娠生活を応援します。

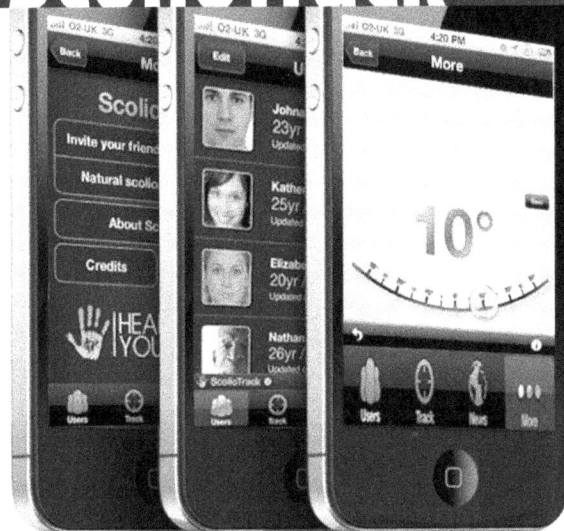

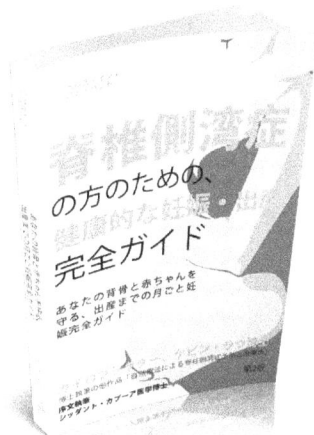

フォローください

下記のソーシャルメディアサイトで、ラウ博士からの最新の健康へのヒント、ニュース、アップデートをご覧ください。ヘルス・イン・ユア・ハンズの Facebook に参加して、ケビン・ラウ博士に本書や、脊柱側弯症についての一般的な質問、iPhone アプリのスコリオトラックやスコリオメーター、脊柱側弯症のエクササイズ DVD などについて直接質問できる機会を持とう。

facebook. www.facebook.com/HealthInYourHands

You Tube www.youtube.com/DrKevinLau

Blogger www.DrKevinLau.blogspot.com

twitter www.twitter.com/DrKevinLau

Linked in http://sg.linkedin.com/in/DrKevinLau

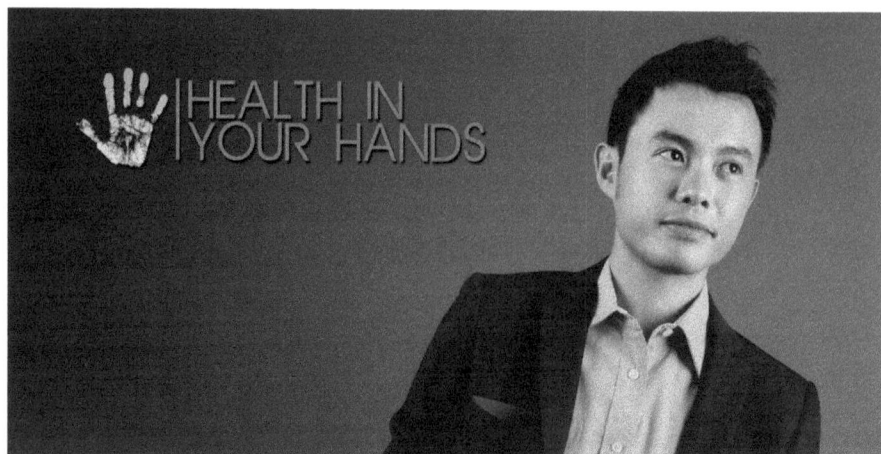

HEALTH IN YOUR HANDS

www.ingramcontent.com/pod-product-compliance
Lightning Source LLC
Chambersburg PA
CBHW070310200326
41518CB00010B/1958